CRYPTOGAMIE
MÉDICALE

LEÇONS

PROFESSÉES EN 1869 ET EN 1872 A L'ÉCOLE DE MÉDECINE
ET DE PHARMACIE DE BORDEAUX;

PAR

Le Docteur L. MICÉ

Professeur titulaire d'Histoire naturelle médicale,
Chef d'Institution, Licencié ès Sciences,
Membre de l'Académie des Sciences, Belles-Lettres et Arts de Bordeaux, du Conseil d'Hygiène
et de Salubrité du département de la Gironde,
de la Société chimique de Paris, de la Société des Sciences physiques et naturelles de Bordeaux,
de la Société d'Agriculture de la Gironde, de la Société scientifique d'Arcachon,
de l'Association scientifique de France et de l'Association française pour l'avancement des Sciences ;
Lauréat du Comité des Travaux historiques et des Sociétés savantes,
Médaille d'or du Choléra, Médaille d'or de l'Académie de Bordeaux,
Officier d'Académie, etc.

PRIX : 1 FR. 50

EXTRAIT du *Journal de Médecine de Bordeaux.*

BORDEAUX

IMPRIMERIE G. GOUNOUILHOU
11, rue Guiraude, 11

1872

A M. Gustave LABAT,

MEMBRE DE LA COMMISSION DES MONUMENTS HISTORIQUES
DE LA GIRONDE,

DE LA SOCIÉTÉ DES ARCHIVES HISTORIQUES
DE BORDEAUX,

DE LA SOCIÉTÉ DES BIBLIOPHILES
DE GUYENNE,

Remercîments pour l'extrême complaisance avec laquelle il a mis son talent au service de mon œuvre, en dessinant diverses planches d'algologie et de mycologie, et les coloriant ensuite souvent, après tirage, à la main.

Dr L. MICÉ.

LEÇONS

DE

CRYPTOGAMIE MÉDICALE

PROFESSÉES EN 1869

A L'ÉCOLE DE MÉDECINE DE BORDEAUX

———

Messieurs,

Nous commencerons cette année le cours de Botanique par l'étude des végétaux inférieurs qu'on a quelque temps appelés *Agames* (α privatif, γάμοι, noces) parce qu'on les considérait comme dépourvus de sexualité.

Linné, qui ne préjugeait jamais des progrès de la science, s'était servi, lui, de la dénomination, beaucoup plus philosophique, de *Cryptogames* (κρυπτὸς, caché, γάμος, noce), indiquant la difficulté, et non l'impossibilité, de découvrir une fécondation chez les plantes qui n'offrent rien de saillant qu'on puisse comparer à une fleur.

Et Linné avait raison. Ce qui était inconnu de son temps est découvert aujourd'hui, et vous verrez que l'absence d'organes sexuels, bien loin d'être une règle, est aujourd'hui plutôt une rare exception.

La fleur étant toujours la condition du fruit, ou tout au moins d'une semence à enveloppes et à structure assez compliquée, les Cryptogames ne doivent pas avoir de véritables graines contenant un *embryon* ou plante en miniature. Parmi les éléments de cet embryon se trouvent les deux premières feuilles, feuilles à l'aisselle desquelles se montre le premier bourgeon. Ces feuilles, étant repliées sur elles-mêmes, sont concaves d'un côté et convexes de l'autre. Elles ont la forme d'une écuelle (κοτύλη), d'où leur nom de *cotylédons*. On trouve des cotylédons, foliacés ou charnus, chez tous les végétaux à fleurs. Les Cryptogames n'en ont pas, et Antoine Laurent de Jussieu les a nommés, pour cette raison, *Acotylédonés*. Le vulgarisateur de la *Méthode naturelle* a fait de ces êtres un des trois grands Embranchements du Règne.

Cet embranchement possède des plantes de haute taille, de véritables arbres, offrant les trois sortes de tissus élémentaires. Mais il existe à côté d'eux des végétaux d'une organisation plus simple, dans lesquels on ne peut découvrir, au microscope, que des cellules plus ou moins modifiées. De Candolle a fait deux groupes de ces êtres, si différents au point de vue histologique : les derniers ont été nommés *Cellulaires*, les premiers *Vasculaires*.

. Le savant auteur de la *Flore de France* a subdivisé les Cellulaires en *Foliacés* et *Aphylles*, donnant le premier nom à des plantes qui possèdent des organes aplatis, verts et à stomates, le plus souvent disposés sur l'axe d'après un ordre méthodique, — réservant le dernier (α privatif, φύλλον, feuille) à celles qui n'ont rien de comparable à l'organe de respiration et de transpiration des végétaux supérieurs.

La classe la plus infime dans le groupe des Cellulaires Aphylles est celle des *Algues*. On donne ce nom à ceux de ces êtres qui sont complètement aquatiques, c'est à dire susceptibles de vivre à l'état de complète submersion, et qui, dans leur milieu, s'accroissent en tous sens.

L'*Algologie* est la partie de l'histoire naturelle qui traite spécialement des Algues, et c'est de cette branche de la botanique que nous vous entretiendrons aujourd'hui et lors de notre prochaine réunion.

CHAPITRE Ier.

ALGOLOGIE.

Le substantif latin *Alga*, d'où vient notre mot français, est probablement une contraction du verbe *alligare*, attacher, et rappelle les embarras que causent sur la plage les algues échouées ou abandonnées par le flot. Toutefois, d'autres plantes que les Algues peuvent être délaissées par la mer dans les anses tranquilles : tels sont ces végétaux à fleurs du nom de *Zostères* qui constituent la majeure partie des dépôts herbeux de la plage d'Arcachon.

Les Algues ont aussi reçu le nom de *Phycées,* du grec φῦκος, d'où le latin *fucus,* d'où encore le nom de *Phycologie* pour la science, nom que Montagne préfère à celui d'*Algologie,* qu'il trouve dur, et qui a, en outre, le tort d'être hybride, c'est à dire dérivé du grec et du latin.

Les Algues ont encore été appelées *Hydrophytes* (ὕδωρ, eau, φυτὸν, plante), d'où le nom d'*Hydrophytologie;* mais ce nom est trop général, il y a d'autres plantes aquatiques que les Algues.

Parmi les organes de reproduction des Acotylédones, il en est un dont la structure est aussi simple que possible et l'existence très générale : c'est une cellule, qui ressemble plus à un grain de pollen qu'à une graine, bien qu'on rappelle cette dernière dans son nom, qui est celui de *spore* (σπορὰ, semence). Chez les Algues, les spores se produisent généralement par transformation de *nuclei* colorés des cellules qu'on appelle *endochrômes* (ἔνδον, dedans, partie interne, χρῶμα, couleur). Toutes les cellules, ou quelques-unes seulement, peuvent offrir cette transformation, et la plus ou moins grande généralisation de ce phénomène, combinée avec l'habitat de la plante, avec la couleur des spores et avec l'existence ou le défaut d'un autre mode de reproduction, a servi à diviser les Algues en trois familles :

CLASSE.			FAMILLES.
Algues		Généralement d'eau douce, à spores le plus souvent vertes, sans localisation des fonctions. (Toutes les cellules sont aptes à reproduire le végétal.)	1° *Confervoïdées* ou *Chlorospermées.*
	Généralement *Thalassiphytes* [1], à organes reproducteurs localisés.	Spores d'un vert noirâtre; organes reproducteurs d'une seule sorte.	2° *Fucées* ou *Mélanospermées.*
		Spores rougeâtres : deux sortes d'organes reproducteurs.	3° *Floridées* ou *Rhodospermées* (*Hétérocarpées* de Kützing).

[1] Plantes marines : θαλάσσιος, α, ον, marin, φυτὸν, végétal.

Article 1er. — Confervoïdées ou Chlorospermées.

Le premier nom de cette famille vient de ce que l'on désigne généralement sous le nom de *conferves* les algues d'eau douce, et le mot *conferve* vient lui-même de *confervuminare,* souder, parce que ces algues filamenteuses étaient employées autrefois comme étoupe pour entourer les arbres blessés et en faire cicatriser les plaies. Le deuxième nom de la famille rappelle la couleur la plus habituelle des spores.

La famille des Confervoïdées comprend neuf principales tribus, se rangeant sous les trois chefs suivants : Cellules, fils, lames. Autrefois, nous eussions eu à en citer deux de plus, par conséquent onze en tout, à cause des Diatomées et des Oscillariées. Parlons donc d'abord de ces deux derniers groupes et des raisons qui les ont fait retirer des algues.

Les *Diatomées* (διατέμνω, couper, à cause de leur mode spécial de multiplication) sont des filaments qui se multiplient par spores, mais, en outre, par dédoublement médian longitudinal, et qui sont munis d'une carapace siliceuse. Ces filaments sont animés d'un mouvement de reptation qui les fait maintenant considérer comme des animaux, — comme des animaux qu'Ehrenberg classe dans les *Infusoires foraminifères*. Nous pouvons citer comme exemple les animaux dont les carapaces siliceuses constituent la poudre de *tripoli,* ainsi nommée de la ville de Tripoli, en Syrie, d'où on la tirait autrefois, — poudre servant à polir les métaux, et qui se forme encore de nos jours en Bohême. Nous pouvons citer encore la *farine fossile,* ainsi nommée à cause de sa couleur, et, de plus, parce que la matière animale qui accompagne les carapaces lui permet de servir d'aliment : on en a trouvé un gisement important dans l'Ardèche, et on appelle *géophages* (mangeurs de terre) les hommes qui recherchent cette matière nutritive d'un ordre tout spécial. Une partie de Berlin repose sur un banc épais de Diatomées, et on est obligé sur ce point de faire des fondations très profondes pour assurer la stabi-

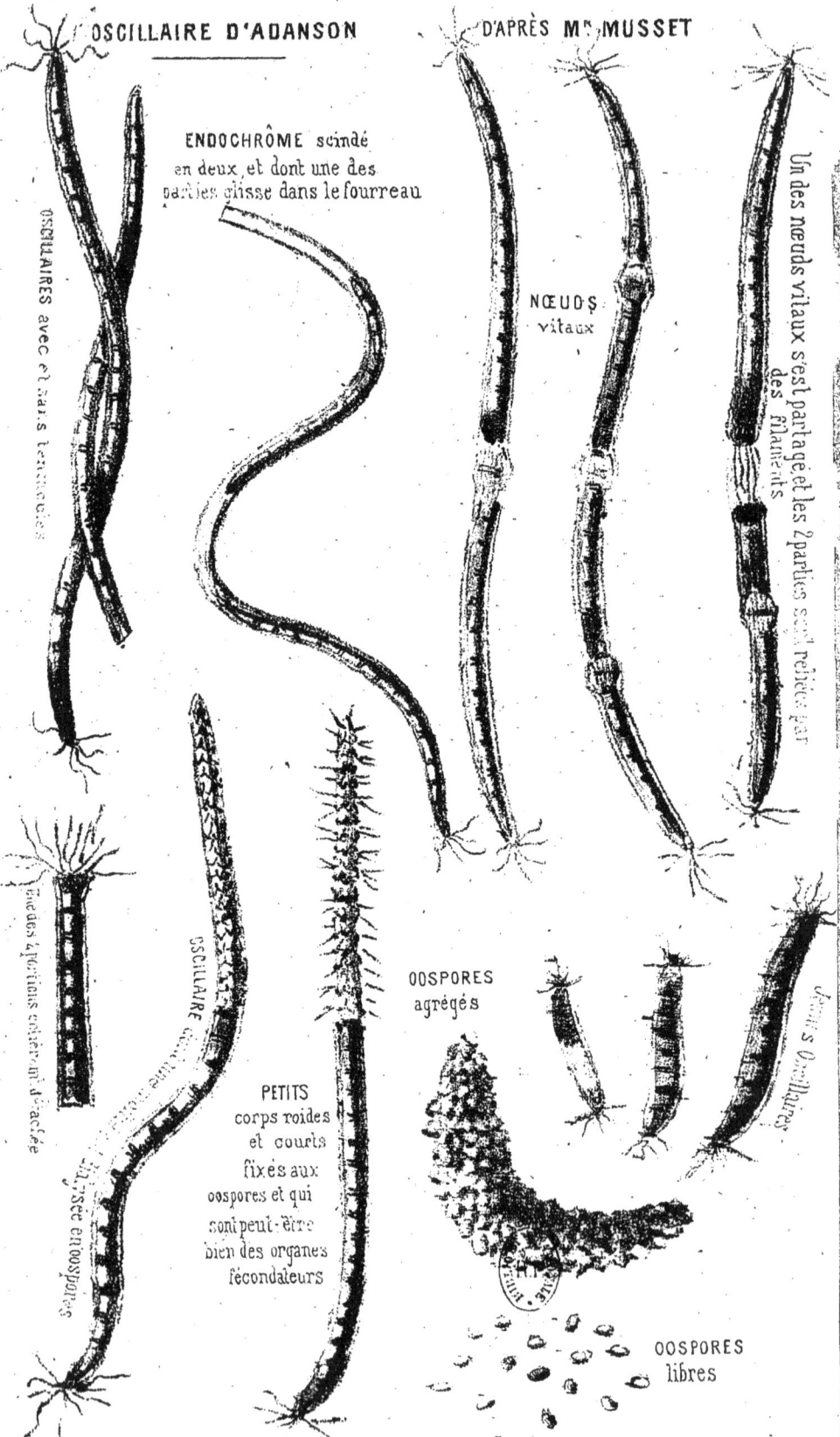

OSCILLAIRE D'ADANSON

D'APRÈS M. MUSSET

ENDOCHRÔME scindé
en deux, et dont une des
parties glisse dans le fourreau

NŒUDS
vitaux

Un des nœuds vitaux s'est partagé et les 2 parties sont réunies par des filaments

OSCILLAIRES avec et sans tentacules

Fil des 2 parties entièrement détaché

OSCILLAIRE couverte de ses tentacules

Brosse en oospores

Jeunes Oscillaires

PETITS
corps roides
et courts
fixés aux
oospores et qui
sont peut-être
bien des organes
fécondateurs

OOSPORES
agrégés

OOSPORES
libres

lité des maisons qu'on construit dans ce terrain vivant.

Les *Oscillaires* consistent en des filaments tubuleux, contenant des endochrômes disciformes qui les font paraître cloisonnés en travers. Ils forment des tapis de velours dans tous les endroits humides et ombragés des villes et des campagnes. Ce velours est noir si les corps sur lesquels vit l'être sont simplement humides; il est fauve et quelquefois verdâtre si l'être est plongé dans l'eau. Au microscope, les Oscillaires ressemblent à des vers annelés, souvent armés de filets tentaculaires à leurs deux extrémités, et exécutant des mouvements auxquels ils doivent leur nom. Ces mouvements semblent même réfléchis : M. Musset, qui a présenté à la Faculté des Sciences de Bordeaux une thèse sur ces êtres, a vu ceux-ci nager parfois en évitant les obstacles. Ils sont contenus dans un tube incolore produit par excrétion cutanée, et ce fourreau épidermique change, par mues, de temps en temps. Ils se reproduisent par scissiparité naturelle ou artificielle, et, en outre, par diasporogénèse, c'est à dire par une espèce de résolution d'une partie de leur individu en *oospores* (œufs-spores) qui se séparent pour fournir autant de *jeunes* par éclosion. L'ensemble des études de M. Musset a conduit ce savant à considérer les Oscillaires comme des Annélides dégradés jouant, par rapport à cette classe, le rôle de l'Amphioxus à la suite de la classe des Poissons. Chose digne d'être notée : c'est sur une espèce de ce genre, l'*Oscillaria limosa,* ou *Adansonii,* que Priestley, qui la croyait végétale, a découvert le phénomène de la respiration des plantes. A proprement parler, la matière verte étudiée par ce chimiste est un végétal, si l'on tient compte de ses propriétés réductrices; un animal, si l'on prend le caractère de la mobilité spontanée comme trait distinctif des deux règnes vivants.

Il existe en Amérique des fontaines qui fournissent une eau rouge, et qu'on appelle, à cause de cela, *fontaines de sang.* Leur eau doit sa coloration à l'*Oscillaria rubescens.* M. Farre croit avoir rencontré une autre *Oscillaire,* qu'il appelle *intestinale* à cause de son siège, sur des lambeaux membraneux rendus, après de fortes coliques, par une femme atteinte de dyspepsie.

Cette dernière espèce est une *Entophyte,* car on appelle ainsi les végétaux qui se rencontrent dans l'intérieur du corps, alors qu'on nomme *Épiphytes* les plantes qui sont des parasites extérieurs.

A la tribu des Oscillariées appartient encore le *Trichodes-mium Erythræum,* cause principale de la coloration que présente (rarement toutèfois) la mer Rouge (mer Erythrée des Anciens). On connaît, du reste, aujourd'hui une vingtaine d'espèces animales et presque autant de végétales susceptibles de donner à l'eau l'apparence du sang.

— Après avoir déblayé le terrain des Diatomées et des Oscillariées, nous restons en présence des neuf principales vraies tribus de Confervoïdées. En voici le tableau, dans lequel nous mettons en bas les végétaux les plus infimes :

FAMILLE.						TRIBUS.
Confervoïdées ou Chlorospermées.	Fils	Non entophytes		Lames ou tubes multicellulaires, cellules cubiques et tétras-porées :		9. *Ulvacées.*
				Sacs allongés constitués par un filet à mailles pentago-nales :		8. *Hydrodictyons.*
			Fils sans gangue bien prononcée.	Filaments ne se fécon-dant pas l'un l'autre :		7. *Confervées.*
				Filaments se fécondant par conjugaison laté-rale :		6. *Conjuguées, Zygnémées ou Synsporées.*
			Fils et gangue très marquée :			5. *Nostochinées.*
		Entophytes	Fils articulés et rameux :			4. *Leptomitées.*
			Fils continus et simples :			3. *Leptothricées.*
	Cellules	Cellules et gangue mucilagineuse :				2. *Coccochlorées.*
		Cellules seulement :				1. *Protococcoïdées.*

§ I. *Protococcoïdées.* — Elles tirent leur nom des plus simples végétaux, des *Protococcus* (simple coque). On trouve parfois aux pôles de la neige rouge, de la neige verte. La première doit sa couleur au *Protococcus nivalis,* simple cellule qui en engendre d'autres dans son intérieur et se rompt ensuite pour les épancher et se multiplier ainsi. La cellule-mère et les cellules-filles sont rouges ; mais la première est verte après la sortie des secondes, et elle est cause alors de la coloration de la neige verte. Celle-ci ne doit donc pas sa couleur à une espèce particulière, et le prétendu *P. viridis* n'est qu'un *P. nivalis* à un âge avancé. Sur les flaques d'eau des prés salés qu'on voit à sa droite, avant d'entrer dans les dunes, lorsqu'on voyage en wagon de La Teste à Arcachon, existe une pellicule poussiéreuse formée par le *P. pluvialis* ou *vulgaris*. M. Lamy a pu récolter assez d'une poussière analogue pour en retirer un sucre *(phycite)*, qui est identique avec l'érythrite des Lichens; de sorte que nous reviendrons sur son compte en parlant de ces derniers végétaux Le *Protococcus salinus* se trouve au fond des marais salants, et fait paraître violet ou rouge le liquide qui est au dessus de lui. Le *Protococcus Atlanticus*, observé à l'embouchure du Tage, et si petit que 40,000 individus couvriraient à peine 1 millimètre carré, est une des causes (nous avons signalé l'autre) de la coloration de la mer Rouge.

Un autre genre, *Cryptococcus*, constituerait la *levûre de bière*, d'après maints savants; mais le ferment alcoolique paraissant plutôt constitué par des spores de Moisissures, nous reviendrons sur ce sujet à propos des Champignons.

§ II. *Coccochlorées.* — Tirent leur nom du genre *Coccochloris* (coque verte). Le genre *Cylindrocystis* (vésicules cylindriques) a des espèces qui se multiplient par fissiparité transversale. L'espèce la plus intéressante de la tribu est le *Porphyridium cruentum, Palmella cruenta* d'autrefois, qu'on rencontre çà et là dans nos rues, au pied des murs des maisons non dallées, et qui, surtout pendant les hivers humides et peu rigoureux, forme là un tapis de velours rouge, duquel semblent s'écouler parfois des traînées sanguinolentes. L'intérêt médical de cette espèce vient de la possibilité, rappelée par son nom spécifique, de la confondre de prime-abord avec une tache de sang, ce qui est d'autant plus facile, qu'elle présente une gangue gélatineuse azotée, et qu'elle est corpusculaire au microscope; — mais ces corpuscules sont réviviscents, c'est à dire que la plante se conserve, quoique desséchée, pour reprendre vie à la première humidité; reformés ainsi, ils sont identiques de forme avec ce qu'ils étaient avant; de plus, ils diffèrent des globules du sang par cette forme et par le volume; enfin, ils ne fournissent pas de cristaux d'hémine par l'acide acétique glacial. La confusion dont nous parlons ici a failli avoir lieu aux environs de Leipzig, dans une circonstance d'autant plus importante, que l'algue se trouvait à la porte d'une maison dans laquelle on avait rencontré, sans aucune tache de sang, un cadavre que plusieurs circonstances portaient à faire considérer comme le résultat d'un crime.

§ III et IV. *Algues filamenteuses entophytes.* — Les deux tribus qui constituent ce groupe tirent leur nom des genres *Leptothrix* (mince cheveu), et *Leptomite* (mince fil).

Le Leptothrix a une gangue quasi-nulle; le Leptomite n'en a pas du tout. Le Leptothrix a ses filaments continus, formés d'une cellule très allongée, ou bien de plusieurs cellules bout à bout, dont les cloisons de séparation ont complètement disparu; le Leptomite a ses filaments moniliformes, c'est à dire formés de cellules articulées. Chaque fil de Leptothrix est simple; les filaments des Leptomites sont, au contraire, ramifiés.

Un seul Leptothrix se trouve chez l'homme : c'est le *Leptothrix buccalis*, ou *Algue filiforme de la bouche,* que presque tout le monde possède dans le tartre des dents; on l'a trouvé aussi dans la cavité des dents cariées, dans des enduits de la langüe, dans l'estomac, et dans des déjections diarrhéiques. Six espèces de Leptomites ont été rencontrées, dans un seul cas chacune, c'est à dire sur un seul individu ([1]); ce sont :

(*a*) Le *leptomite de Hannover,* trouvé dans une sorte de bouillie tapissant des excoriations de l'œsophage ([1]);

(*b*) Le *leptomite épidermique,* signalé par M. Gubler sur une main percée par une balle et soumise à l'irrigation continue;

(*c*) Le *leptomite oculaire,* nageant dans l'humeur aqueuse;

(*d*) Le *leptomite urophile,* dans une urine rendue avec des poils, trouvé par Rayer;

([1]) Toutefois, Hannover a trouvé encore dans le tube digestif de certains typhiques, l'espèce qui lui a été consacrée.

CHLOROSPERMÉES

COCCOCHLORÉE

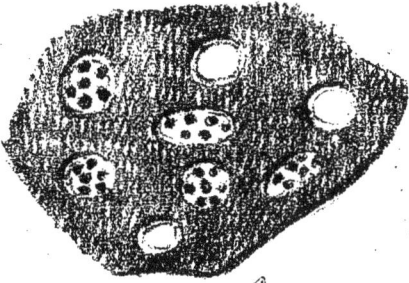

LEPTOTHRIX

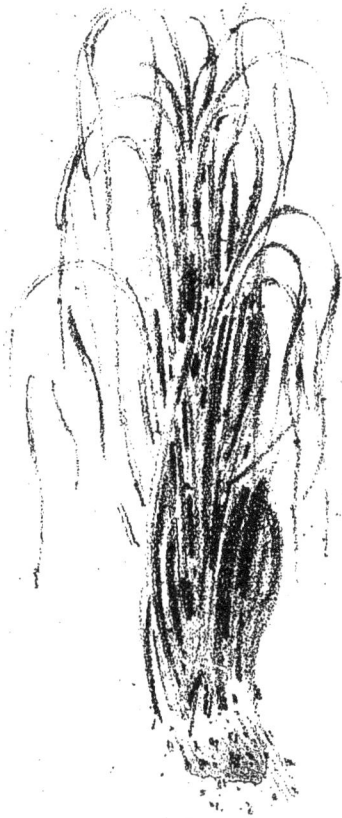

LEPTOMITE

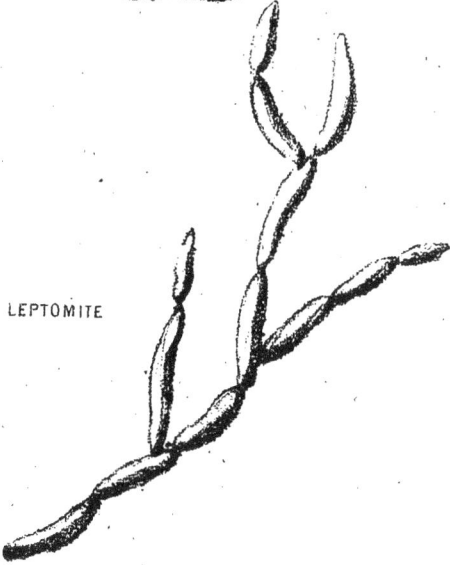

NOSTOC

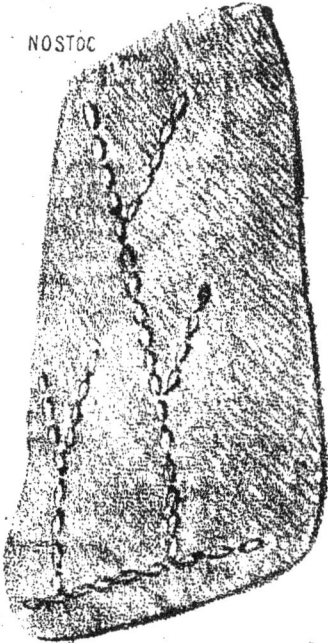

SYNSPORÉE

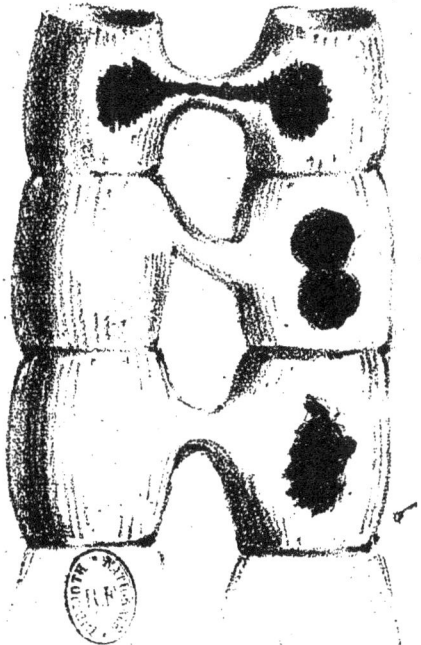

(*e*) Le *leptomite utérin*, dans un écoulement morbide de la matrice ;

(*f*) Le *leptomite utéricole*, sur la muqueuse de quelques granulations du col de l'utérus enlevées chirurgicalement.

§ V. *Nostochinées*. — On trouve parfois sur la terre des jardins, sur les pierres, dans le sable des allées, après la pluie (j'en ai observé un jour au Bouscat), une masse gélatineuse, globuleuse, blanche ou verdâtre, un peu translucide, qui ressemble à un morceau de fumier quand elle est sèche, mais reprend sa forme et sa couleur quand il pleut. Les Allemands ont donné à cette production le nom de *Nostoc* ou *Nostoch;* Linné l'a appelée *Tremella Nostoc*, et l'a considérée comme un champignon. Mais il y en a de plusieurs espèces, et les unes sont, en effet, des champignons, tandis que d'autres sont des algues. Ces dernières sont constituées, au milieu de la masse gélatineuse, par des cellules alignées en filaments et qui, pour la reproduction, se séparent les unes des autres pour former de nouveaux individus. Nous avons donc ici un premier exemple de *fils avec gangue*. — On fait en Chine, avec le *Nostoc edule,* des potages nourrissants. — Ce qu'on appelle *beurre de terre*, et qu'on emploie dans le nord comme astringent dans les ophthalmies, provient encore de nostocs.

On rattache à la même tribu la *Sulfuraire* des eaux thermales des Pyrénées, *Anabaina thermalis*, dont les filaments tendent à monter (ἀναϐαίνειν) le long des végétaux submergés, et qui a la *barégine* pour gangue amorphe. La barégine est azotée comme les matières albuminoïdes, mais deux fois moins qu'elles, d'après M. Bouis, car elle ne contient que 0,08 d'azote. Les espèces du genre *Anabaina* produisent, à l'extrémité des filaments en chapelets, une vraie spore, qui, par la germination, donne de nouveaux filaments moniliformes. M. Thuret a constaté que la faculté germinative de ces spores se conserve pendant plusieurs années.

§ VI. *Zygnémées, Conjuguées ou Synsporées*. — Nous arrivons à des algues extrêmement remarquables par leur mode de fécondation, qui leur a valu les deux derniers des noms sous lesquels elles sont désignées, le premier étant emprunté à un genre important, le g. *Zygnema*. Cette fécondation s'effectue par la réunion des endochrômes de deux filaments voisins. A un moment donné, on voit, des cellules de même hauteur de ces deux filaments, naître et marcher à la rencontre l'une de l'autre, deux tubérosités tubulaires dont les extrémités se rejoignent, et, se pressant l'une contre l'autre, se détruisent mutuellement, établissant par là une communication entre les deux endochrômes, communication qui permet à l'un d'eux de féconder l'autre en allant le trouver. — Il est toutefois, dans ce groupe, des spores qui peuvent être produites sans copulation des filaments.

§ VII. *Confervées*. — Cette tribu tire son nom de l'ancien genre *Conferva*. Un autre de ses genres importants est le g. *Œdogonium*, dont le nom rappelle les gonflements (οἶδος) que les filaments présentent à plusieurs de leurs articulations (γωνία, angle) au moment de leur reproduction. Quelques phycologues distingués considèrent les conferves comme des *jeunes* d'œdogoniums, et de ce nombre est M. Lespinasse, mon collègue à l'Académie de Bordeaux, et à qui l'École doit la plupart des échantillons que j'ai le plaisir de vous présenter.

M. Pringsheim a constaté chez les Œdogoniums une véritable fécondation, une fécondation opérée par le rapprochement d'organes dissemblables. Des grosses cellules qui naissent entre les articles des filaments, et qui ne se bornent pas toujours à séparer ceux-ci, mais déjettent souvent l'un d'eux sur le côté, — il en est de majeures, et à contenu de couleur foncée, dans lesquelles se formera la vraie spore reproductrice, et qu'on appelle pour cette raison *sporanges* (vases à spores), — il en est de mineures et plus claires, contenant une sorte d'animalcule qu'elles laisseront bientôt sortir par déchirure. Celui-ci, après avoir nagé quelque temps dans l'eau, viendra se fixer sur le sporange, et là se transformera en organe producteur de l'être fécondant. Cette double qualité 1° de sortir d'une cellule pour se fixer et végéter, comme une *spore*, et 2° de se transformer en organe mâle par cette

ANUROSPORE

FÉCONDATION
prête

ANUROSPORES
fixées
sur un
sporange

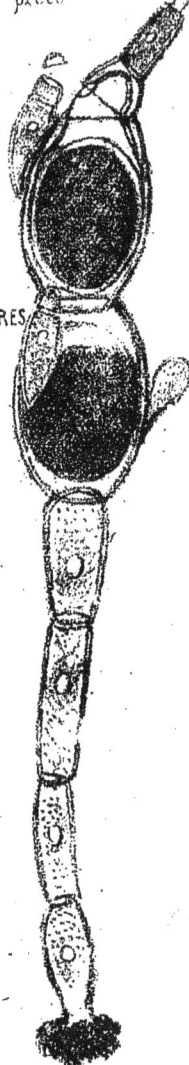

SPORANGE

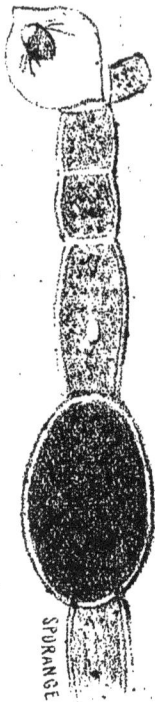

ŒOGONIUM
Ciliatum

ANTHÉROZOÏDE
ayant pénétré dans
le sporange

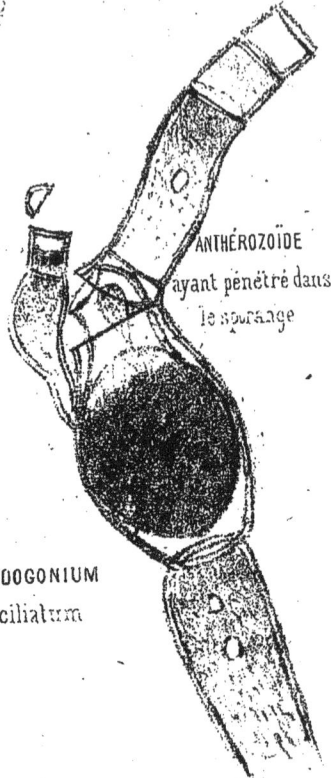

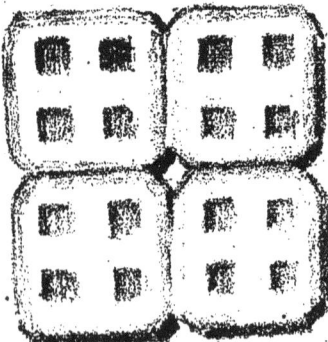

ŒOGONIUM
ciliatum

HYDRODICTYON

SARCINE DE L'ESTOMAC

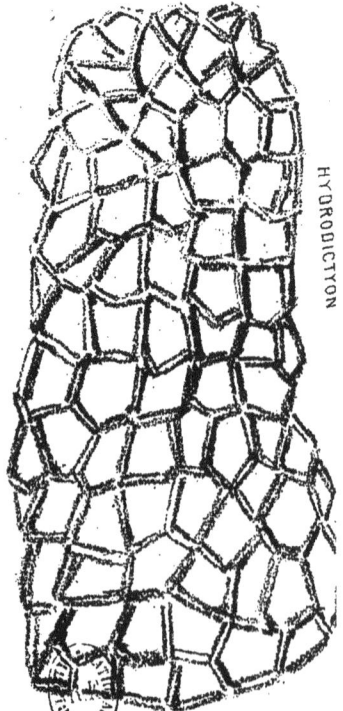

végétation, a fait donner à cette sorte d'animalcule le nom d'*androspore* (ἀνηρ, ἀνδρὸς, mâle); et, quand elle s'est transformée, on la désigne du nom général d'*anthéridie*, employé pour les organes mâles des Cryptogames par analogie avec celui d'*anthère* donné à la partie essentielle de l'organe mâle des Végétaux à fleurs. L'anthéridie et le sporange ne tardent pas à présenter deux ouvertures voisines, et un nouvel animalcule sort de la première pour entrer dans le second. On appelle *anthérozoïde* (ζῶον, animal) cet être fécondant animé, et nous verrons que plusieurs autres Cryptogames présentent des anthérozoïdes.

A la tribu des Confervées appartient encore le *g.° Cladophora*, genre à filaments rameux (κλάδος, rameau) et dont une espèce vient spontanément et en trop grande abondance dans tous les bassins d'ornement des jardins : celui de la cour d'honneur de l'hôpital Saint-André en est infesté. L'espèce dont il s'agit, est le *Cl. bullosa*, ainsi nommé à cause des bulles de gaz qu'il émet de temps en temps, surtout au soleil. Ce gaz est de l'oxygène, car les Algues respirent comme les autres végétaux, et l'activité réductrice de plusieurs d'entre elles est même si considérable au soleil qu'on peut baser sur elle un véritable procédé de préparation de l'oxygène.

§ VIII. *Hydrodictyons.* — Nous arrivons à des algues *vivipares*. Oui, Messieurs, *vivipares*, car la viviparité consiste en la sortie du sein de la mère d'un être vivant qui lui ressemble en tous points. Or, les *filets d'eau*, comme on peut plus simplement appeler les *hydrodictyons* (ὕδωρ, eau; δίκτυον, filet), ont l'endochrôme de leurs cellules tubuleuses qui s'organise en petits filets ressemblant au grand, et quand ces rejetons sont complètement développés, on voit les mailles du grand filet se disjoindre, et les cellules se déchirer pour épancher leur contenu qui vit aussitôt d'une vie indépendante.

On peut rencontrer en été, dans ces fameux *marais de l'Archevêché* de l'assainissement desquels s'est tant occupé cette année notre Conseil municipal, l'*Hydrodictyon pentagonum* de Vaucher, *Conferva reticulata* de L. (*reticulum*, filet).

§ IX. *Ulvacées*. — Nous arrivons enfin à des Algues lamelleuses ou tubuleuses, qu'on réunissait presque toutes jadis dans le grand genre *Ulva*. On a, depuis, démembré le groupe des Ulves pour en détacher les espèces tubuleuses, qu'on a réunies dans le nouveau genre *Enteromorpha* (intestiniforme). L'Ulve de grande largeur, *Ulva latissima*, échoue sur la plage d'Arcachon, au milieu des zostères : on la nommait autrefois *Ulva lactuca*, et ce nom spécifique rappelle qu'elle peut être employée comme aliment. L'*Enteromorpha intestinalis*, qui a la forme d'un boyau vert crispé, se rencontre dans les eaux saumâtres des prés salés, ou au milieu des *fucus* qui recouvrent à basse mer les rochers de Royan. L'*Enteromorpha compressa* fait découvrir les Pétoncles ([1]) dans le sable parce qu'elle s'attache à leur coquille et qu'elle ne peut pas, comme ces Mollusques, pénétrer lors du reflux en entier dans le sol.

On rencontre parfois dans l'estomac de l'homme, et subsidiairement dans les déjections alvines, des plaques d'un brun très clair, formées par la juxtaposition, au nombre de quatre ou d'un multiple de quatre, de cellules cubiques comprenant des endochrômes qui offrent quatre granules, et sont nommés à cause de cela *tétraspores*. C'est la *Sarcine de l'estomac*, *Sarcina ventriculi* d'autrefois, *Merismopedia ventriculi* de M. Ch. Robin. Hors du tube digestif, on a rencontré la Sarcine une fois dans des sédiments urinaires et une autre fois dans un abcès gangréneux du poumon.

Nous ne sommes pas sûr de bien placer les Mérismopédies en les mettant dans la tribu des Ulvacées. Ce genre ne se trouve pas parmi ceux si nombreux que Montagne a classés avec soin dans son article *Phycologie* du Dictionnaire de d'Orbigny. Mais il est certain, en tout cas, qu'il appartient à la famille des Confervoïdées, laquelle comprend, si l'on veut pour le moment considérer encore les Oscillaires comme des Algues, tous les Entophytes de l'homme. Nous résumerons en

---

([1]) Pétoncle ou Sourdon, *Cardium edule*, Acéphale lamellibranche.

un tableau les caractères distinctifs des genres de ces Entophytes, genres qui sont au nombre de cinq si l'on veut bien
admettre aussi pour un moment que la levûre de bière est
une algue.

ENTOPHYTES DE L'HOMME:

FAMILLE.				CINQ GENRES.
Algues chlorospermées	filamenteuses	0	douées de mouvements :	*Oscillaire.*
			Filaments articulés rameux :	*Leptomites.*
			Filaments continus simples :	*Leptothrix.*
	non filamenteuses		Cubes réunis par quatre, à tétraspores :	*Mérismopédie.*
			Globules sans ordre, à spores simples ;	*Cryptocoque.*

ARTICLE 2. — Fucées ou Mélanospermées.

Le premier nom de cette famille vient du genre *Fucus*,
qui est le plus important de ceux qu'elle présente ; le second
rappelle la couleur vert-foncé (μέλας, μέλαινα, μέλαν, noir) des
spores. C'est aussi la couleur de la plante entière, au moins
quand elle est fraîche, car elle noircit davantage ou blanchit,
au contraire, en se desséchant à l'air.

§ I. — En tête des Fucées, il convient de placer les *Vauchéries*. Il a même paru difficile à plusieurs savants de séparer
des Conferves ces algues d'eau douce. Mais la raison de cette
séparation existe dans le défaut de localisation des organes
reproducteurs.

De Candolle a donné à ce genre le nom d'un célèbre
phycologue de son temps, Vaucher, l'un des ascendants de
l'avocat qui est une des gloires actuelles de notre barreau.
Avant de recevoir ce nom, les Vauchéries s'appelaient *Ecto-
spermes*.

C'est dans ces plantes qu'on a découvert de la façon la plus
incontestable l'existence de spores mobiles ou *zoospores*. On
pourra lire à ce sujet l'intéressante histoire que M. Lespinasse
a écrite, dans les *Actes* de notre Académie, en 1861, de cette
découverte et de celle des anthérozoïdes des Algues. Nous
résumerons en quelques mots les faits saillants indiqués dans
ce Mémoire.

C'est pendant la tourmente révolutionnaire, dans la fameuse

année 1793, que Girod-Chantrans annonça à la Société Philomathique de Paris l'existence de mouvements spontanés dans
la matière verte émise à un moment donné par les filaments
de plusieurs algues d'eau douce. De Candolle et Vaucher con-
tredirent cette observation, n'ayant pu la confirmer ; — et,
chose étrange, c'est précisément dans le genre *Vaucheria,*
ainsi que le fait remarquer M. Lespinasse, c'est à dire dans
un genre créé par l'un des antagonistes de Girod-Chantrans
et consacré à l'autre, que la découverte de spores quelque
temps animées devait recevoir sa dernière sanction.

On comprendra la possibilité des observations contradictoires que nous venons de signaler, quand on saura que
l'émission des zoospores se fait pour chaque espèce à un
instant précis. Pour les Vauchéries, par exemple, c'est vers
huit heures du matin, jamais plus tard, de sorte qu'il suffit
que Girod-Chantrans ait eu des habitudes matinales, et ses
contradicteurs non, pour que le premier ait pu voir ce que les
seconds n'ont jamais pu remarquer, — la natation des zoospores n'ayant lieu que pendant un temps assez court.

Mais, vingt-quatre ans plus tard, Bory de Saint-Vincent
confirmait l'existence de spores animées chez les Algues,
créant même pour elles le nom de *zoocarpes,* aussi délaissé; —
et deux autres phycologues, le Parisien Gaillon et le Suédois
Agardh, sanctionnaient cette vérité par l'apport d'observations confirmatives.

Dès qu'un fait est constaté, l'homme en cherche aussitôt le
pourquoi, le *comment.* Ici, la raison du phénomène est facile à
comprendre : il s'agit de végétaux vivant dans des eaux souvent tranquilles, ne pouvant compter par conséquent ni sur
les vents ni sur les courants, pour établir loin d'eux leurs
descendants. Il est clair que la mobilité temporaire des spores
a pour but la dissémination des germes.

Mais le moyen de locomotion restait à découvrir et pouvait faire hésiter encore ceux qui, craignant d'être dupes
d'une illusion dans l'observation simple, veulent comprendre
de tous points un phénomène avant d'en admettre l'existence.

ZOOSPORES

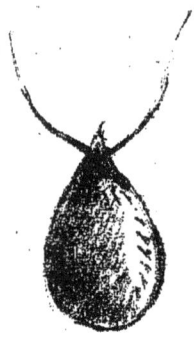

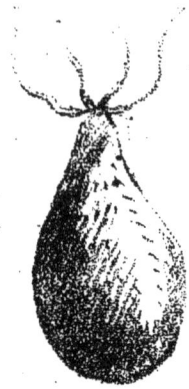

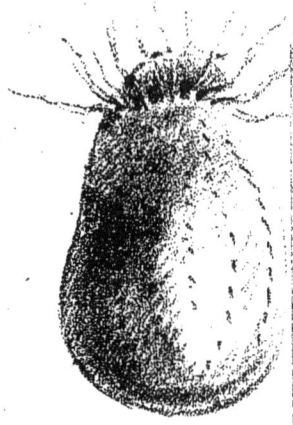

CLADOPHORE

CHŒTOPHORE

ŒDOGONIUM

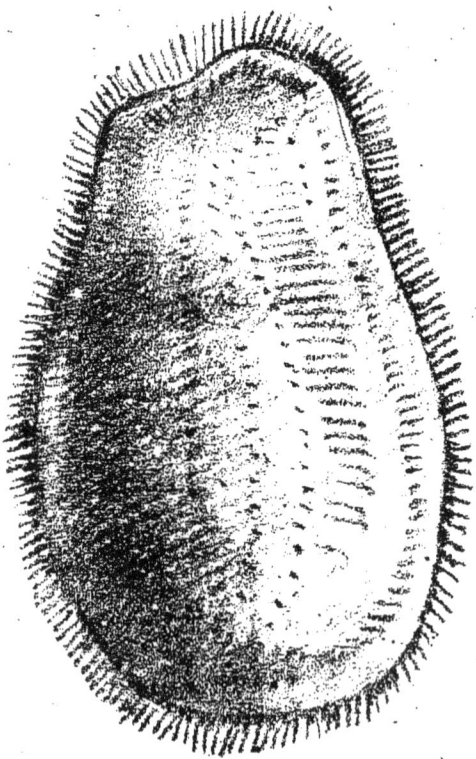

VAUCHÉRIE

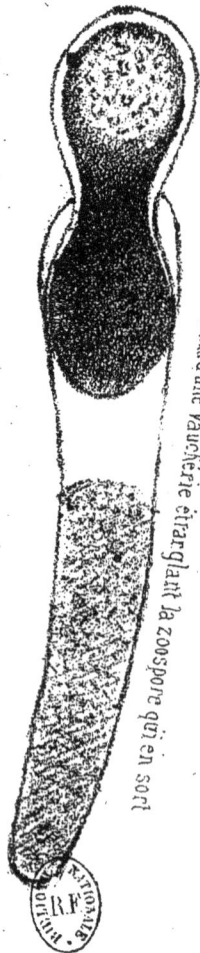

Bout de filament d'une Vauchérie élargissant la zoospore qui en sort

On avait bien pensé à des cils vibratiles, mais on n'avait pu les apercevoir nettement. En 1843, M. Gustave Thuret, convaincu lui aussi de l'existence de ces cils vibratiles, imagina de les paralyser ou de les tuer par des agents convenables, pensant ainsi les saisir dans leur état de saillie et au moment de la mobilité de la spore. Il réussit à les endormir par l'opium, à les faire périr par l'iode, et il put alors les observer tout à son aise. Il en vit deux chez les Cladophores, quatre chez les Chœtophores, une couronne chez les Œdogoniums. On comprendra combien était grande la nécessité d'arrêter ces cils pendant la période de liberté de la zoospore, quand on saura qu'ils sont toujours implantés sur la partie antérieure et transparente appelée *rostre*, partie qui adhère aux corps solides et cache ces cils quand la spore se fixe pour végéter. Les Vauchéries seules eussent pu permettre l'observation des cils vibratiles pendant l'adhérence de leurs zoospores, car celles-ci en sont armées sur tous les points ; mais ces organes de mouvement sont ici tellement petits, qu'ils ont échappé à la perspicacité de M. Thuret, et qu'ils n'ont été découverts que par un savant autrichien, M. Unger.

En commençant à parler des Vauchéries, nous avons dit pourquoi nous devions les séparer des Conferves : c'est parce que leurs zoospores ne naissent pas indifféremment sur tous les points. C'est, en effet, l'extrémité des filaments de l'algue qui, seule, leur donne naissance, et cette extrémité se perce, pour leur livrer passage, d'une ouverture tellement étroite, qu'elles ne peuvent la franchir qu'en s'étranglant au point qui est en train de passer.

Mais, à côté de cette reproduction agame, les Vauchéries présentent une reproduction sexuelle exécutée par des organes qui prennent naissance le long des filaments, et dont Vaucher, non seulement s'était aperçu, mais encore avait pressenti le rôle. Il appartenait à M. Pringsheim de décrire encore ce phénomène en tous ses détails. Auprès d'un mamelon fort peu saillant, né sur le côté d'un filament, s'en montre un autre plus développé et contourné en corne, d'où son nom de *cornicule*. La cornicule se trouve quelquefois entre deux mamelons semblables plus petits qu'elle, et plusieurs groupes distincts (binaires ou ternaires) de ces organes peuvent exister sur un même filament. Les cavités latérales ainsi produites communiquent évidemment d'abord avec la cavité tubuleuse du filament, mais s'en séparent plus tard par des cloisons. La cornicule devient alors anthéridie, et l'autre tumeur (ou les autres tumeurs) sporange. L'une et l'autre cavités s'ouvrent au sommet, et des anthérozoïdes s'échappent de la cornicule pour féconder le contenu granuleux du sporange, qui, ensuite, s'organise en une spore se détachant plus tard pour aller donner naissance à un nouvel individu. Ici, comme dans la plupart des cas, la spore est une masse visqueuse dont les granules constituants se disjoignent facilement par la pression ; mais le contact des anthérozoïdes a pour premier effet de l'entourer rapidement d'une membrane propre, de nature cellulosique, provenant peut-être bien d'une transformation de la fécule que M. Roze a récemment constatée dans la partie vésiculeuse des anthérozoïdes de toutes les classes de Cryptogames.

Après la découverte de deux sortes d'organes reproducteurs mobiles, de zoospores (susceptibles de germer) et d'anthérozoïdes (qui ne le font jamais), — après surtout l'observation de la cause (cils vibratiles) de leurs mouvements, — l'Institut proposa, comme sujet du grand prix des Sciences Naturelles de 1847, l'étude générale des deux sortes d'agents reproducteurs animés des Cryptogames. M. Thuret obtint un premier prix ; mais un second fut accordé à MM. Derbès et Solier, naturalistes de Marseille.

Les deux auteurs du Mémoire placé en seconde ligne posèrent comme loi que les anthérozoïdes et les zoospores ne coexistent pas dans une espèce. Ce résultat serait certes bien naturel : il suffit, en effet, pour opérer un rapprochement, que l'un des sexes puisse aller trouver l'autre. Mais, bien que vraisemblable et justifiée par des faits cités par ses auteurs, cette loi n'est pas exacte. Nous avons déjà vu zoospores et

FÉCONDATION CHEZ LES VAUCHÉRIES

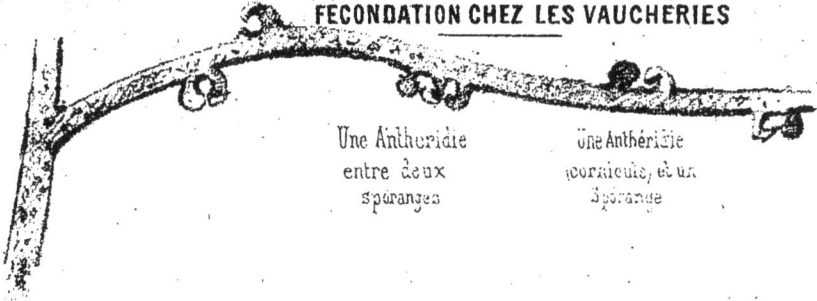

Une Antheridie
entre deux
sporanges

Une Anthéridie
(cornicule) et un
Sporange

SPORE
germée

SPORANGE
naissant

CORNICULE

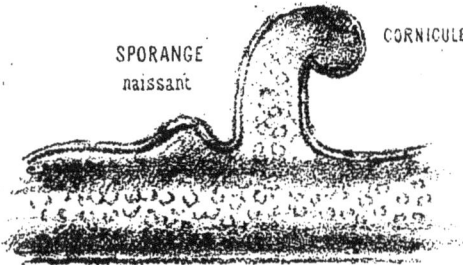

CRAMPON

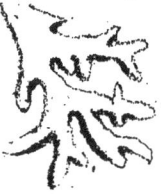

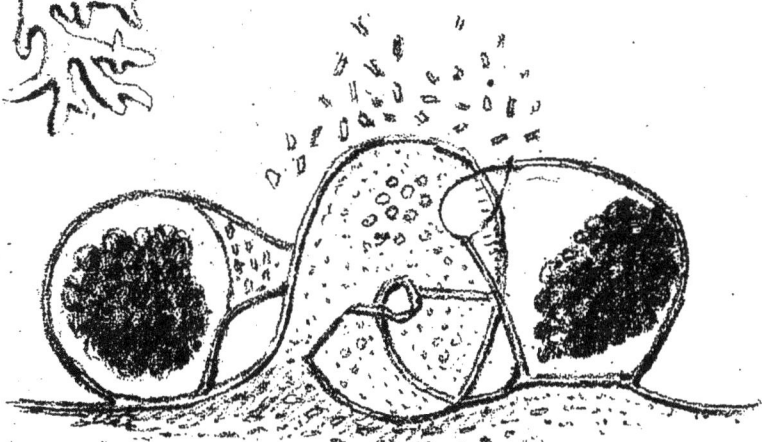

SPORANGE venant
d'être fécondé et
rant sa membrane à
l'état naissant.

ANTHÉRIDIE ayant
émis ses Anthérozoïdes

SPORANGE prêt pour
la fécondation.

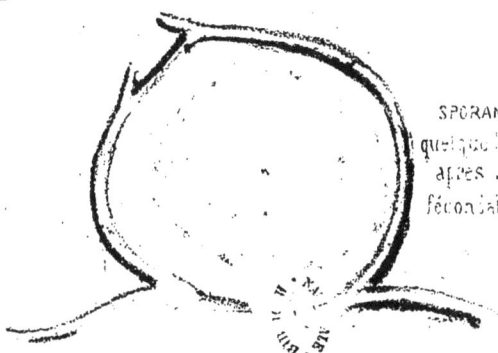

SPORANGE
quelque temps
après la
fécondation

anthéridies chez les Œdogoniums. A la vérité, les premières, dont l'évolution précède celle des spores immobiles, ne peuvent germer que sur les sporanges, et, se transformant là en anthéridies, méritent plutôt le nom d'*androspores* qui leur a été donné. Mais M. Thuret a également réfuté, par d'autres exemples de plus juste application, la loi de MM. Derbès et Solier.

§ II. — Arrivant aux vraies Algues marines, nous signalerons maintenant celles sur le compte desquelles nous n'avons que peu de mots à dire.

(*a*) La queue de paon, *Padina pavonia* (*pavo*, paon), est ainsi appelée parce que sa *fronde*, ou membrane de végétation, s'élargit vers la base, imitant plus ou moins, par sa forme et par ses bigarrures, l'éventail de l'oiseau de Junon. Cette espèce se trouve parfois à Arcachon; elle est moins belle que ne le fait supposer son nom.

(*b*) L'*Himanthalia lorea* (*loreus, a, um,* de cuir, de lanière) a la forme et quelque peu la résistance d'une longue corde.

(*c*) Les individus du genre *Echlonia* ont une souche fistuleuse et renflée en massue d'un côté, d'où le nom de *trompette de Neptune, trompette marine,* donné plus particulièrement à l'espèce *buccinalis*.

(*d*) Une espèce du genre *Elachistea* est commune à Arcachon, sur les fucus, et particulièrement sur l'espèce *vesiculosus* dont il sera bientôt question : aussi l'appelle-t-on *Elachistea fucicola*.

(*e*) La *Durvillœa utilis* des côtes du Chili tire son nom générique de l'amiral Dumont d'Urville, dont elle arrêta quelque temps la marche lors de son voyage autour du monde. Son nom spécifique vient de ce que l'équipage affamé remarqua que l'obstacle était alimentaire. Certains individus ont souvent plus de 50 mètres de long.

(*f*) Mais l'algue la plus gigantesque est le *Macrocystis pyrifera*, des *aérocystes* ([1]) duquel le nom générique rappelle

[1] Vessies natatoires : ἀήρ, air, κύστις, vessie.

probablement le volume, et le nom spécifique la forme. Cette algue, voisine des Laminaires dont il va être question, est de l'Océan Austral, et atteint jusqu'à 500 mètres de long. Un demi-kilomètre! Conçoit-on un végétal pour l'énoncé de la taille duquel l'unité de mesure soit le kilomètre? Comme ce chiffre est loin de tout ce que nous offrent les arbres les plus gigantesques! L'eau seule, et particulièrement l'eau de mer, permet ces énormes dimensions, parce que les corps qu'elle porte éprouvent chez elle la *poussée* qu'a évaluée Archimède, et la chose n'est guère, en outre, possible que pour les Algues, parce que les Algues absorbent leurs aliments par tous les points de leur surface. Quels organes aériens aussi vastes pourraient être soutenus? Quelle force d'aspiration pourrait porter la sève d'un de nos arbres depuis le sol jusqu'à des limites aussi reculées?

§ III. — Les genres les plus importants de la famille des Mélanospermées sont les genres *Fucus* et *Laminaria*. Le premier a pour principales espèces les *Fucus nodosus, serratus et vesiculosus* d'Arcachon et de Royan, — ce dernier ainsi nommé à cause de ses aérocystes placés par paires dans le corps même de la fronde. Le second offre à noter : la *laminaire sucrée, L. saccharina,* qui, en se desséchant, se recouvre, en outre du sel marin, d'efflorescences de *mannite;* une autre espèce comestible, la *Laminaria esculenta,* qui se vend tous les jours sur certains marchés de l'Écosse ; et surtout la *Laminaria digitata,* le plus souvent échouée, et dont je vous présente un bel échantillon que j'ai recueilli, le 23 juin dernier, sur la plage de Saint-Jean de Luz.

Nous donnerons sur ces deux genres des détails intéressant la physiologie végétale, l'agriculture, la médecine et l'industrie.

(*a*) Les détails de *physiologie* concernent la reproduction de ces cryptogames. Les *Laminaires* ont des zoospores, alors que les Fucus n'ont que des spores immobiles. Mais chez ces derniers, il existe, en outre, des anthéridies à anthérozoïdes.

A l'extrémité des rameaux de ces Fucus se montrent, en

FUCUS MÂLE

CONCEPTACLE MÂLE

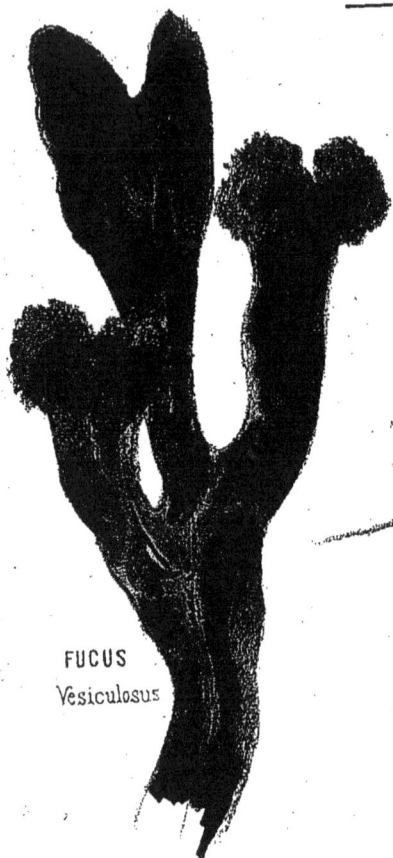

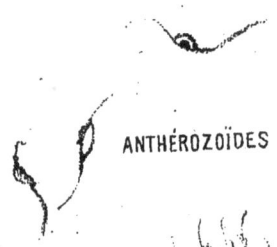

FUCUS
Vesiculosus

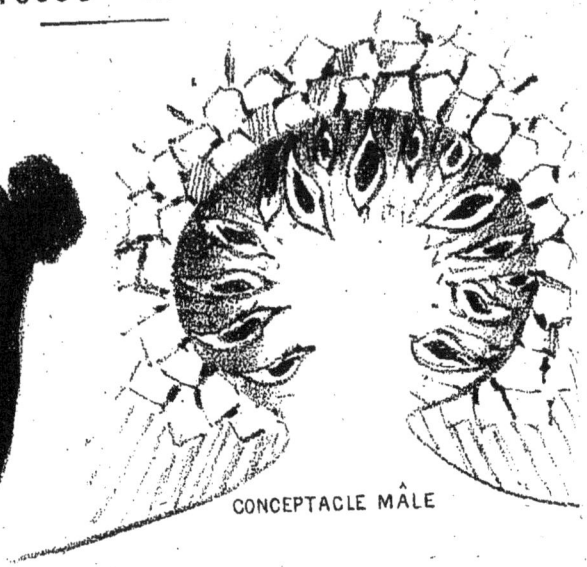

ANTHÉROZOÏDES

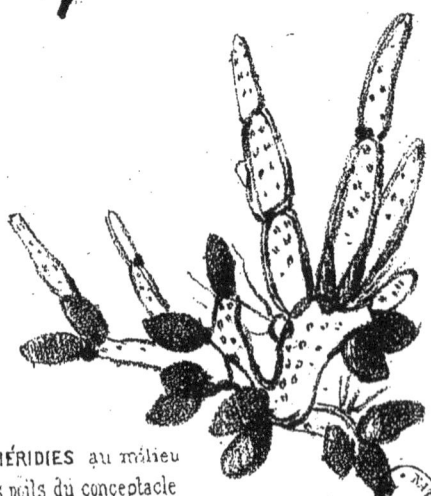

ANTHÉRIDIES au milieu
des poils du conceptacle

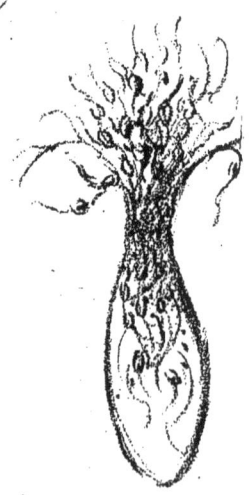

ANTHÉRIDIE ouverte
épanchant ses
ANTHÉROZOÏDES

mai chez le *Fucus vesiculosus* cramponné à nos rochers ou à nos digues, des renflements appelés *réceptacles* et qui portent des petits points saillants nommés *conceptacles*. Ces conceptacles sont des cavités globuleuses à ouverture étroite, dite *ostiole* ou *carpostomium* (bouche de l'organe de fructification). Dans les conceptacles, qui rappellent l'inflorescence de la figue, sont insérés des *thèques* (θήκη, coffre, étui), qui sont à spores (sporanges) ou à anthérozoïdes (anthéridies). Les deux sortes d'organes sexuels peuvent exister dans le même conceptacle (l'espèce est alors dite *hermaphrodite*), ou dans des conceptacles distincts, placés sur le même individu (espèces *monoïques*), ou sur des individus différents (espèces *dioïques*). Si les conceptacles sont mûrs, on peut en faire sortir le contenu en les grattant, sous le microscope et dans une goutte d'eau de mer, avec la pointe d'une aiguille. Les spores sortent sous forme de grosses boules brunes, qui, si elles sont seules dans la goutte d'eau salée, ne tardent pas à tomber au fond, et, par la suite, à se putréfier. Les anthérozoïdes, s'ils sont aussi sortis seuls, s'agitent en tous sens, et, épuisés, périssent pour se putréfier aussi à leur tour. Mais si l'on a mis dans la même goutte les deux sortes d'organes, oh! alors, le phénomène observé est bien différent : quelques anthérozoïdes ne tardent pas à rencontrer une spore sur leur chemin; on dirait alors qu'un signal est donné aux autres, qui se rapprochent à leur tour, faisant tous un cercle autour de la spore; ils lui impriment un rapide mouvement de rotation, après lequel la grosse boule brune, tombant au fond de la goutte, se fixe sur le point qui la reçoit, et, végétant, se met à reproduire un fucus semblable à ses parents, si on renouvelle l'eau sur le porte-objet au fur et à mesure de son évaporation.

M. Gustave Thuret, qui a découvert ces faits (analysés dans le Mémoire plus haut cité de M. Lespinasse), a essayé d'opérer artificiellement des fécondations croisées. Il lui a été impossible d'en obtenir, sur les spores du *Fucus vesiculosus*, par les anthérozoïdes de l'*Himanthalia lorea;* mais il en a eu par ceux du *Fucus serratus*. En revanche, la contre-épreuve, ou fécondation des spores du *serratus* par les anthérozoïdes du *vesiculosus*, n'a pu réussir. Les spores fertilisées de la première expérience germèrent très bien, et M. Thuret pense que, dans la nature, cette production d'hybrides est la cause des nombreuses variétés que présente le *Fucus vesiculosus*, alors que les autres espèces de *Fucus* sont relativement très stables.

(*b*) Les Fucus et Laminaires sont employés en *Agriculture*, et j'ai eu la satisfaction de voir, le 23 juin dernier, que cet usage n'existe pas seulement, chez nous, en Normandie et en Bretagne, car ce jour-là, vers huit heures du soir, la plage de Saint-Jean de Luz présentait plusieurs chariots attelés que l'on chargeait de laminaires.

Sur les côtes du N.-O., les grandes algues marines sont désignées, par les agriculteurs, sous le nom général de *goëmon*, et il y a *goëmon de rocher*, *goëmon d'échouage*. Les industriels ont plutôt pour nom général celui de *varec*, et distinguent le *varec scié* et le *varec venant*. Il est évident que le *varec scié* correspond au *goëmon de rocher*, et le *varec venant* au *goëmon d'échouage*. Le premier est particulièrement constitué par des Fucus, le second par des Laminaires (principalement la Laminaire digitée).

La récolte du goëmon n'est permise, et on comprendra combien cela est juste, que quand le poisson ne fraie pas. Si c'est pour une fertilisation lointaine qu'on récolte cet engrais, on diminue les frais de transport en brûlant l'algue sur la plage et n'en prenant ainsi que les cendres, qu'on nomme *soude de varecs* par opposition à la *soude proprement dite* ou soude d'Alicante, de Carthagène, d'Aygues-Mortes, de Narbonne, de Marseille, qui proviennent de l'incinération de Soudes et Salicornes, également opérée sur la plage.

La *soude de varecs* contient surtout des sulfates et chloroïdures de sodium et de potassium. M. Corenwinder y a signalé, en outre, une notable proportion de phosphates, d'où l'on doit induire, par parenthèse, que la mer recèle de l'acide phos-

FUCUS FEMELLE ET FÉCONDATION

CONCEPTACLE

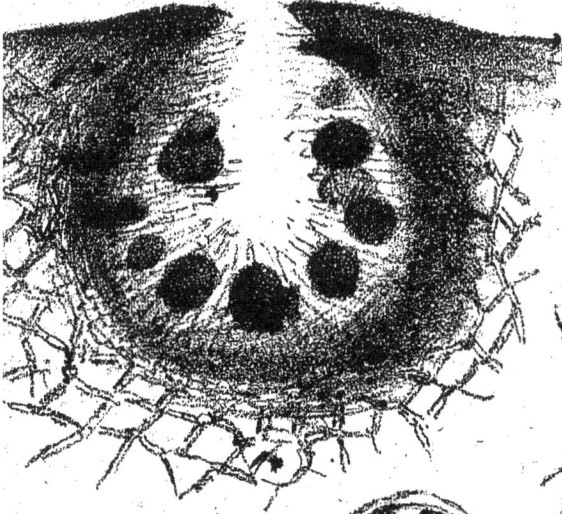

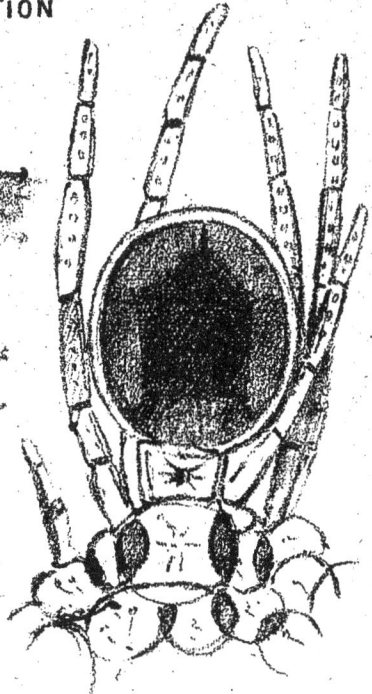

SPORANGE au
milieu de paraphyses et
sur une cellule qui lui
sert de pédicule

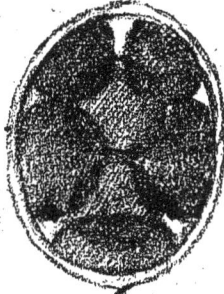

OCTOSPORES

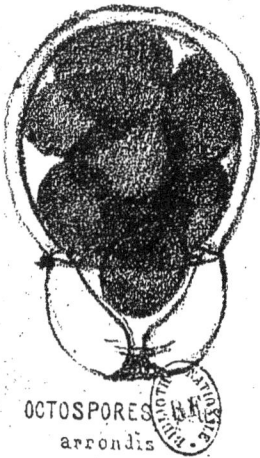

OCTOSPORES
arrondis

SPORE
dont s'approchent
les anthérozoïdes

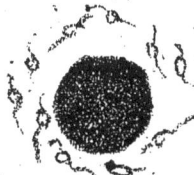

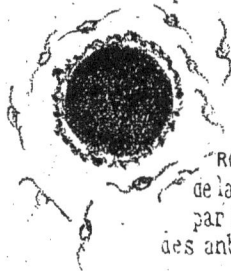

ROTATION
de la spore
par le fait
des anthérozoïdes

phorique. La présence de P_2O_5 et de K_2O justifie l'emploi agricole des cendres de varecs; mais le varec entier, quand il est possible de l'employer, offre, en outre, l'avantage d'être riche en azote, et de se décomposer facilement dans le sol.

(c) Ces détails de culture pratique ne sauraient être indifférents pour le médecin, qui, en outre des devoirs spéciaux de sa profession, a pour mission morale de diriger le mouvement dans son pays. Mais arrivons à des *applications médicales* proprement dites.

La composition immédiate des varecs rend compte de leur emploi alimentaire, car elle a fait découvrir en eux des proportions très notables de fécule. Nous avons aussi signalé la mannite. M. Ch. Blondeau a extrait du *Fucus crispus* de Bretagne et d'Irlande, *carragaheen* ou *mousse marine perlée*, une espèce de gélatine ressemblant à l'ichthyocolle, mais contenant un peu plus d'azote (0,21 au lieu de 0,20), à laquelle il a donné le nom de *goëmine*. Il serait fort utile de savoir si cette goëmine est alimentaire.

Bien avant la découverte de l'iode, les Chinois avaient remarqué que plusieurs Algues, consommées, préviennent ou arrêtent le goître dans les montagnes. On appelait jadis *œthiops végétal* (*œthiops* vu la couleur noire) de l'opium torréfié, mais aussi de la poudre de charbon de *fucus vesiculosus ou chêne marin,* et cette poudre était également employée contre le goître. Or, ce n'est pas peu de chose qu'un agent qui peut aider à triompher du goître, si, comme on l'a avancé, cette hypertrophie de la glande thyroïde a des rapports de genèse avec la plus affligeante dégradation de l'espèce humaine, si le mariage entre goîtreux conduit, après quelques générations, au...... *crétinisme*. Il est évident toutefois que l'iode, que Coindet nous a appris à extraire des Algues, ou les Algues elles-mêmes, ne sauraient suffire à combattre un si terrible fléau : c'est à des relations conjugales entre goîtreux qu'est dû l'accroissement du mal; c'est à des routes qu'on devra surtout songer pour arrêter cet accroissement, car ces routes permettront aux habitants des Alpes et des

Pyrénées, d'avoir des rapports commerciaux et, comme conséquence, des rapports matrimoniaux avec les habitants, plus
favorisés, des plaines.

L'iode, qui manque, selon M. Chatin, dans l'air et dans les
eaux des gorges montagneuses, n'est pas seulement l'ennemi
du goître et du crétinisme ; il combat aussi vaillamment cette
fâcheuse constitution générale, si féconde en manifestations
pathologiques, qu'on a appelée l'*état scrofuleux*. Le docteur
Boinet fait préparer directement, avec les varecs, l'agent
modificateur (*vin iodé naturel*) : il place dans les cuves à vendange des couches alternatives de raisins et de varecs ; le vin
préparé ainsi, est donné aux repas, en guise de vin ordinaire.
L'*æthiops végétal* a été longtemps employé dans le même
cas.

Le docteur Duchesne-Duparc a recommandé contre l'obé-
sité des pilules d'extrait hydro-alcoolique de *Fucus vesiculosus;*
la plante doit être récoltée fin juin, au moment de la complète
maturité des conceptacles ; le pharmacien doit la cueillir lui-
même, ou charger de ce soin un confrère de localité maritime, car des herboristes, même très exercés en phanérogamie, livrent souvent le *Fucus nodosus* au lieu de celui qu'on
leur demande, et cette dernière espèce est moins *fondante* et
donne vingt fois moins d'extrait que l'autre. M. Dannecy, de
Bordeaux, a publié un procédé de préparation de l'extrait,
et voici un pot de cet extrait et un flacon de pilules que
l'École doit à sa libéralité. Les pilules devront être argentées,
vu l'hygroscopicité de leur contenu. — On pourrait encore
employer la plante en tisane.

Les assertions de M. Duchesne-Duparc n'ont point encore
subi le contrôle d'une expérimentation suffisamment généra-
lisée ; mais, si le *Fucus* fait maigrir, on remarquera les avantages spéciaux d'un médicament qui, dit-on, agit par lui-
même, et sans le concours d'aucun régime hygiénique. La
théorie n'était certes point désarmée en présence d'une
nutrition exagérée ; elle disait à l'obèse : « Mangez peu, tra-
vaillez fort. » Mais manger peu quand l'estomac est devenu

capace et exigeant par l'habitude d'une complète réplétion, c'est un supplice de tous les jours, de plusieurs fois par jour. Mais marcher beaucoup quand on est lourd, quand on entre de suite en transpiration, quand le diaphragme refoulé gêne l'inspiration, c'est une fatigue que ne surmontera que bien rarement le caractère, généralement un peu apathique, de l'homme riche en tissu adipeux. — Avec le Fucus, au contraire, pas de lutte entre la volonté et les tendances naturelles du corps : on mange comme à l'ordinaire, on ne marche pas plus qu'on ne marchait, et on maigrit cependant, ainsi que l'affirme le docteur Duchesne.

(d) L'*industrie* de l'extraction de l'iode et du brôme peut être pratiquée avec des fucus et avec des laminaires; mais le choix des espèces n'est pas indifférent : le *varec venant* est plus riche en iode, potasse, chlorures, que le *varec scié,* et l'on sait que la potasse vaut plus que la soude, que les chlorures valent plus que les sulfates ; le *Fucus serratus* (*varec noir*) est plus riche en iode et en potasse que le *Fucodium nodosum (varec jaune)*.

Pendant longtemps, on a procédé par incinération des varecs, lixiviation des cendres et cristallisations successives. Après avoir séparé $SO_4 K_2$, $SO_4 Na_2$, ClK, $ClNa$, on a des eaux-mères brômo-iodurées fournissant I et Br. C'est ainsi qu'opèrent, par exemple, MM. Tissier aîné et fils, du Conquet (Finistère), qui ont obtenu la première médaille d'or de la Section des Produits Chimiques lors de l'avant-dernière exposition de la Société Philomathique de notre ville.

Mais on a recommandé deux nouveaux procédés : l'un a été exposé à Arcachon, il y a trois ans, par M. Moride (de Nantes). Il consiste en une distillation sèche, dont le charbon donne les sels et eaux-mères par lessivage. Les avantages de ce traitement particulier sont les suivants : 1° on perd du brôme et de l'iode, par suite de l'action de la silice sur brômures et iodures, lorsqu'on ne modère pas la chaleur produite par l'incinération des varecs sur le sable de la plage; 2° en sus des corps fournis par l'ancienne méthode, la nouvelle nous donne du goudron, des eaux ammoniacales, de l'acide acétique, et un gaz éclairant.

Le second des nouveaux procédés est celui de MM. Paraf et Wanklyn : incinération à l'air libre, mais après mélange avec potasse ou soude. On ne perd pas d'I, de Br, et on a, en sus des sels ordinaires, un acétate et un oxalate alcalins. Ce procédé offre un peu plus de pertes que n'en offre son rival ; mais il n'exige le transport à l'usine que des cendres, non des herbes.

Quand on préparait l'acide nitrique avec le salpêtre de l'Inde, la calcination du résidu fournissait beaucoup de SO_4K_2, et ce sel était employé à la confection de l'alun. Aujourd'hui, c'est le salpêtre du Pérou et du Chili qui sert à faire l'acide azotique, et SO_4K_2 est rare dans le commerce, où il n'a plus guère, du reste, sa raison d'être, puisque pour sa principale application, il a été remplacé par SO_4Am_2. Vous savez que SO_4K_2 est purgatif; vous savez qu'il est le véhicule du *vinaigre radical* dans les flacons d'odeurs que n'oublient jamais les dames en cas de *nerfs*.

Le SO_4Na_2 des varecs s'ajoute à celui qu'on prépare par 2 ClNa et SO_4H_2, à celui qu'on retire de la mer ou du *schlot* des sources salées. Vous connaissez son importance industrielle.

Le ClK des varecs a perdu de son importance depuis la découverte de la *sylvine* de Stassfürt. Nous pensons néanmoins que la prévoyance du Ministre de la Guerre lui aura inspiré l'idée de ne pas rompre tout à fait avec les fabricants du Finistère. A un moment donné, il pourrait y aller de notre indépendance nationale, si l'étranger nous refusait, et si la France avait cessé de faire du muriate de potasse. Vous savez, en effet, que ce sel sert à transformer, dans les Raffineries Impériales et aussi chez les fabricants de salpêtre libres, le nitre de soude ou du Pérou, qui est hygroscopique, en nitre de potasse ou de l'Inde, qui ne l'est pas.

On connaît l'importance alimentaire, agricole et industrielle de ClNa, dont nous n'aurons jamais trop de sources.

Enfin, I et Br servent à préparer divers composés, et notamment IK, qui est un médicament ancien, et BrK, qui, longtemps à peine usité, paraît vouloir se poser aujourd'hui en agent thérapeutique de premier ordre.

On voit, par ces détails, quelle précieuse mine de produits chimiques représentent les Fucus, et surtout les Laminaires. —

§ IV. — Le dernier genre de Mélanospermées dont nous nous occuperons est le genre *Sargassum*, dont ceux de mes auditeurs qui auraient traversé l'Atlantique ont pu récolter l'espèce *bacciferum*, connue sous le nom de *raisin des tropiques*, des aérocystes pédiculées légitiment l'adjectif du nom latin et le premier substantif du nom français. Il y a déjà longtemps que les Portugais ont signalé l'existence et tracé les limites de la *mer verte* ou mer de *Sargaçao*. La cause de la relative immobilité du *varec nageur* dans cette mer se trouve dans les courants réguliers de l'Océan. On connaît le *grand courant équatorial,* qui est dû au mouvement de rotation de la terre (qui cause aussi les vents alizés) et à l'attraction du Soleil et de la Lune, avançant chaque jour de l'Orient à l'Occident. Ce courant vient bifurquer sur la pointe la plus orientale du Brésil, et une partie se dirige vers le cap Horn; mais la branche la plus importante est celle du N., parce que l'Équateur est un peu au-dessus de la pointe terrestre, et cette branche progresse vers le fond du golfe du Mexique, frottant les *tierras calientes* et devenant *gulf-stream*. Ce courant tourne de suite vers le N.-E., comme la mer des Antilles, et finit par rencontrer un courant d'eau froide venant du N. le long des côtes occidentales de l'Europe. Ce courant d'eau froide est dû à la fusion des glaces polaires et à la grande évaporation d'eau qui a lieu à l'Équateur. Ici, il se fait un vide; là, il y a trop plein, car les glaces émergent par leur faible densité et déversent conséquemment leur eau quand elles fondent. Le Groënland protégeant l'Amérique, c'est le long de l'Europe que descend le courant froid, d'autant plus que c'est vers les côtes occidentales de l'Afrique qu'il est attiré par le vide que laisse là le *grand courant équatorial*. C'est dans le *circulus* circonscrit par ce grand courant au S., par le *gulf-stream* à l'O. et au N., par le *courant froid* à l'E., que se trouve la *mer des Sargasses*, dont les herbes ne croissent certainement pas toutes en ce point, mais, arrachées des rives agitées, se rendent, dès qu'elles sont libres, dans le paisible centre de l'Atlantique. — Cette mer faillit empêcher la découverte de l'Amérique, en amenant la révolte de l'équipage du navire immobilisé de Christophe-Colomb. Heureusement, au début du conflit entre le hardi navigateur et ses hommes, une terre apparut à l'horizon ; le Génie triomphait, et un Monde Nouveau était désormais réuni au Vieux-Monde.

M. Covenwinder a fait l'analyse chimique des sargasses : il y a trouvé de l'acide phosphorique et beaucoup de sel marin. Il n'y a rencontré que peu de potasse et pas d'iode. Quelle différence avec les fucus, et surtout avec les laminaires !

ARTICLE 3. — Floridées ou Rhodospermées.

Le premier nom (*flos, floris,* fleur) vient de la couleur générale autre que la verte, couleur des fleurs, que possèdent les plantes de cette famille. Le second (ῥόδον, rose, σπέρμα, graine) rappelle la couleur rougeâtre des spores.

Nous avons dit que M. Kützing désigne les algues du troisième groupe sous le nom d'*Hétérocarpées*. Ce nom a pour but de rappeler qu'on a remarqué dès longtemps ici deux sortes d'organes reproducteurs, savoir : 1° des *tétraspores,* comme il en existe chez la sarcine de l'estomac ; ce sont ces tétraspores qui sont rouges ; et 2° des écussons saillants ou *bulbilles,* se détachant de la plante-mère pour germer à part, ainsi qu'il advient, par exemple, en Phanérogamie, chez le *Lilium bulbilliferum*.

La couleur rouge des Floridées, qui est due à un principe particulier désigné sous le nom de *rouge des Phycées* ou *phycoérythrine,* devient plus vive par la dessiccation, devient verte, au contraire (sans doute par un commencement de putréfaction), si la plante séjourne longtemps sur la plage. Cette couleur rouge avait fait penser à M. Van Tieghem que les Floridées possèdent une respiration comburante; mais M. Rosanoff a prouvé, depuis, que, malgré leur pauvreté relative en chlorophylle (nous disons *pauvreté relative,* car elles sont loin d'en être entièrement dépourvues), les plantes qui nous occupent se comportent comme toutes les autres, c'est à dire sont réductrices à la lumière, n'exhalant de l'acide carbonique que dans l'obscurité.

Les deux modes de reproduction, tous les deux agames, rappelés par le nom de Kützing, ne sont pas les seuls qui existent ici. Il y en a un troisième, qui est sexué, et dont la découverte a été récemment achevée par MM. Thuret et Bornet. L'organe femelle (capsule) contient des glomérules de spores simples; l'organe mâle (anthéridie), qui est généralement sur des individus différents, consiste en petites cellules incolores renfermant des corpuscules hyalins immobiles, mais dont le nombre est excessivement considérable, assez considérable pour suppléer aux conditions, défavorables au rapprochement sexuel, qui proviennent de leur immobilité et de la dioïcité des espèces. La fécondation est facilitée par un poil unicellulaire caduc, qui pousse sur les capsules un peu avant la copulation, et qui retient les corpuscules par son extrémité libre, jouant ainsi un rôle analogue à celui du style et du stigmate des végétaux supérieurs.

Les Fucées, qui sont vertes, ont en elles de l'amidon normal. M. Van Tieghem a trouvé chez les Floridées une fécule spéciale, se colorant en rouge par l'iode, comme intermédiaire entre la cellulose et l'amidon normal.

— Les Floridées ont reçu quelques *applications industrielles.* Une espèce de la Chine, le *Glœopeltis tenax* (γλοιος, glutineux) sert à faire une glu *(phycocolle)* employée comme colle et vernis, très tenace quand elle est refroidie, se ramollissant par la chaleur, ce qui permet de la façonner aisément de mille manières, comme la gutta percha. Elle est translucide, et les Chinois en font, entre autres choses, des lanternes et des carreaux de vitre.

Mais ce sont surtout les couleurs des Floridées qui ont été de tout temps exploitées. Les Grecs et les Romains s'en servaient pour teindre leurs laines; les dames romaines, pour se farder : c'était leur *rouge de toilette.* On connaît trop leur goût raffiné, qui ne le cédait en rien à celui de notre époque, pour pouvoir admettre qu'elles en usassent à la façon des paysannes de Norwége, qui, de nos jours, se frottent les joues avec une décoction de Floridées faite avec...

Des goûts et des couleurs point ne faut discuter !

... avec de la graisse plus ou moins rance de poissons. De nos jours, ces plantes ne servent plus guère que d'ornement : après les avoir coupées, on glisse sous elles, pendant qu'elles sont encore bien étalées dans l'eau, un carton qu'on enlève ensuite, et auquel elles adhèrent par leur viscosité naturelle. On en développe alors tous les détails avec une pointe fine, avant que la dessiccation ait rendu l'adhérence définitive, et on compose ainsi, en combinant au besoin les espèces, ces charmants dessins nommés *bouquets de l'Océan,* qui ne doivent pas peu contribuer à répandre, dans le monde, le goût de la Botanique des Eaux. Cherbourg, Brest, Nantes, La Rochelle, possèdent des préparateurs habiles, offrant ces bouquets au public sous forme de cartes de festins, d'albums ou de têtes de lettres.

— La bromatologie a à glaner aussi dans la famille des Floridées. Nous citerons particulièrement, comme *plantes alimentaires,* l'*Iridœa edulis* des Iles Britanniques, et le *Plocaria lichenoïdes* ou *mousse de Ceylan,* dont on fait par l'ébullition une gelée très nourrissante ou servant à donner de la consistance à d'autres mets. — Les *nids des Salanganes* ont été longtemps attribués à une espèce voisine de cette dernière; mais on sait aujourd'hui qu'ils n'offrent aucune trace d'organisation, et qu'ils sont le résultat d'une sécrétion gélatineuse spéciale du jabot de ces oiseaux.

FLORIDÉES

GIGARTINA HELMINTHOCORTOS

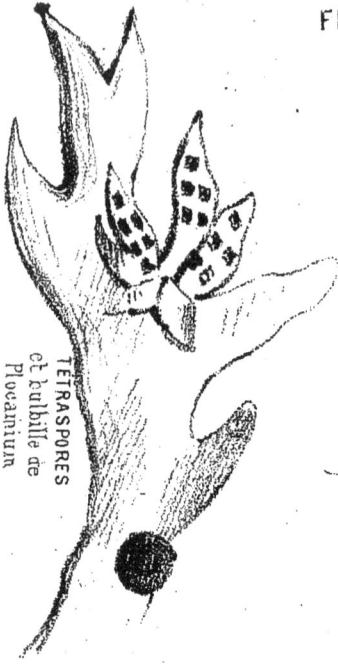

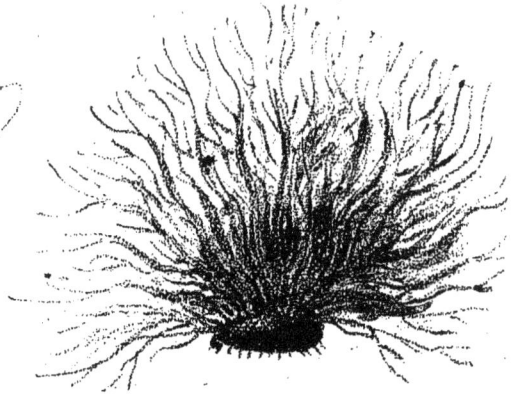

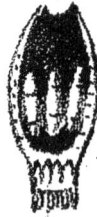

TÉTRASPORES
et bulbille de
Plocamium

CONCEPTACLE DE CORALLINE
fendu en long
très-grossi

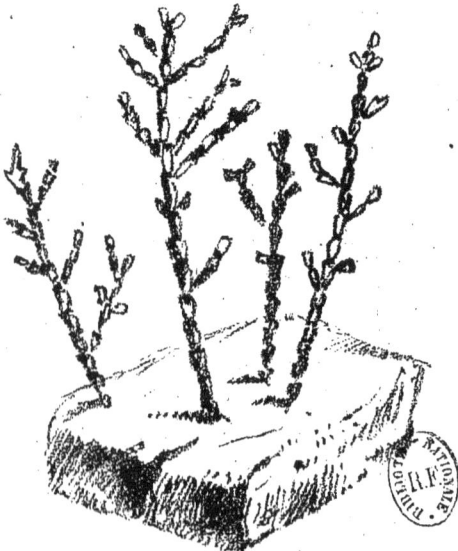

RAMEAU FRUCTIFÈRE
de Coralline Gros

CORALLINE BLANCHE EN PLACE

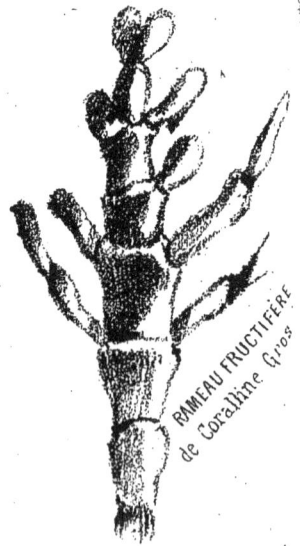

— Deux *espèces médicales* méritent une mention spéciale : ce sont la Mousse de Corse et la Coralline.

1° La *mousse de Corse* est en frondes grêles, cylindriques et dichotomes, de consistance un peu cartilagineuse, jaunes ou rouges. Plusieurs espèces la constituent, mais particulière- met la *Gigartina helminthocortos,* dont le nom spécifique veut dire qu'elle *coupe court* aux helminthes. La mousse de Corse a une odeur marine, une saveur salée, se résout en gelée par ébullition dans l'eau, est riche en iode. C'est le vermifuge des enfants : on la donne en gelées, en biscuits.

2° La *Coralline, Corallina officinalis,* a ses frondes articu- lées, rameuses, blanches car elles sont encroûtées d'un cal- caire sécrété par l'épiderme ; aussi l'a-t-on considérée comme un polypier, opinion qu'infirment ses spores et ses concepta- cles. Elle contient gélatine, albumine, beaucoup de CO_3 Ca et d'autres sels ; sa saveur est salée et désagréable. Elle vient sur les rochers du fond de la Méditerranée. C'est un anthel- minthique beaucoup moins employé que la mousse de Corse, dont, du reste, la coralline fait souvent partie. — M. Dieu pense que c'est l'iode qui rend ces algues vermifuges en modifiant la constitution du système glandulaire lymphatique des enfants qui permet l'helminthiase.

— Je ne terminerai pas l'algologie sans vous montrer de superbes échantillons de Floridées, extraits pour un moment et à votre intention du bel herbier de M. Lespinasse. Vous remarquerez que ces magnifiques espèces ne viennent pas de notre littoral, car la première condition pour avoir de belles Algues, c'est de les chercher sur une côte rocheuse et déchi- rée, telle que celles de Bretagne, de Saintonge, de Biarritz ou d'Espagne. La pierre est si bien un support pour les Algues que, dès qu'on s'est mis à construire des perrés à Arcachon, on a vu ceux-ci envahis aussitôt par le Fucus vésiculeux, qui est devenu ainsi beaucoup plus abondant autour de nous qu'il ne l'était autrefois. Ce que nous avons surtout en fait d'algues, sur la plage chère aux Bordelais, ce sont des fragments plus ou moins considérables de ces plantes, qui ont été détachés des rochers de l'Atlantique, ont franchi nos passes, et sont venus échouer sur les bords de notre petite mer intérieure où le flot les a roulés.

CHAPITRE II.

MYCOLOGIE.

Messieurs,

La *Mycologie* ou *Mycétologie* traite des champignons (μύκης, μύκητος). Les Latins nommaient ces productions *fungi* : pour les uns, *fungus* vient de σφόγγος, éponge, et rappelle la consistance et la réviviscence du tissu; pour les autres, *fungus* vient de *funus,* convoi, cadavre, et *ago,* je fais, et rappelle les propriétés vénéneuses qu'offrent plusieurs espèces.

Il est facile de distinguer des Algues les Champignons supérieurs à pied et chapeau. Mais les Moisissures, Champignons aussi, sont des végétaux très inférieurs qui forment une série parallèle à celle des Algues rudimentaires, quoique pourtant elles ne soient jamais aussi simples que les Protococcus. A cause de ces petits Champignons, il est nécessaire de distinguer la *classe mycologique* de la *classe algologique* (car les Champignons forment aussi une classe). — Voici les différences : 1° Les Algues vivent dans l'eau ou sur des corps très humides; les Champignons ont besoin du contact de l'air. 2° Les Algues offrent le plus souvent des zoospores, des anthérozoïdes ou une copulation par conjugaison latérale de filaments voisins; une vraie sexualité ou une copulation semblable est, au contraire, un fait encore exceptionnel chez les Champignons. 3° Les Algues ont presque toujours un endochrôme vert ou rouge; les Champignons peuvent avoir des spores dans leurs cellules, mais pas de *nuclei* attendant leur transformation en spores. 4° Les Algues ont une fronde grandissant en tous sens; les Champignons n'ont jamais un organe de végétation aussi serré, et cet organe s'accroît seulement chez eux dans un sens horizontal. 5° Les

Algues, même rouges, exhalent de l'oxygène; les Champignons, presque tous parasites, exhalent de l'acide carbonique. 6° Il y a une localisation parfaite des fonctions de végétation et de reproduction chez les Champignons; une semblable localisation n'existe pas chez les Algues inférieures et est peu marquée chez les supérieures.

L'organe de végétation des Champignons, qui ne s'accroît que dans un plan et consiste le plus souvent en un réseau filamenteux, porte le nom de *mycelium* (μύκης).

— Les organes de fructification sont très variés, et le docteur Léveillé a fondé sur eux une classification en 6 familles :

CHAMPIGNONS.	Réceptacle nul, ou filamenteux et vertical.	Spores articulées ou en chapelets.........	*Arthrosporés*.
		Réceptacle qui, par lui ou par ses rameaux, supporte une seule spore terminale.....	*Trichosporés*.
		Réceptacle supportant des sporanges......	*Cystosporés*.
	Réceptacle jamais nul et non filamenteux.	Réceptacle (dit alors *stroma*) supportant ou renfermant des filets sporifères.........	*Clinosporés* ou *Stromatosporés*.
		Réceptacle supportant ou renfermant des *thèques* et des *paraphyses*............	*Thécasporés*.
		Réceptacle supportant ou renfermant des *basides* ou *sporophores* et des *cystides*..	*Basidiosporés*.

Le nom des *Arthrosporés* (ἄρθρον, articulation) rappelle parfaitement le caractère spécial de leurs spores. Ces spores peuvent être simples (genres *Torula*, *Penicillium*) ou composées (g. *Alternaria*).

Le nom des *Trichosporés* (θρίξ, θριχός, cheveu) est aussi parfaitement adapté à la fructification de ces Champignons, laquelle consiste en filaments capillaires supportant chacun une spore. Ces filaments peuvent très bien provenir d'une ramification, comme il advient dans le g. *Botrytis*, dont une branche en *fruits* imite alors assez bien une grappe de raisin (βότρυς, grappe). Les spores peuvent encore être ici simples (g. *Botrytis*) ou composées (g. *Blastotrichum*).

Les *vessies à spores* d'où les *Cystosporés* tirent leur nom, s'ouvrent par le haut (g. *Mucor*) ou par le bas (g. *Ascophora*).

Les *Clino* ou *Stromatosporés* ne diffèrent des familles précédentes qu'en ce que les filets sporifères, au lieu de naître directement du mycelium, procèdent d'une grosse cellule spéciale leur servant de lit (κλίνη), de matelas (στρῶμα, στρῶματος). Les bords de ce réceptacle spécial peuvent se relever, à la façon des bords de la calathide du Figuier, de manière à clore les spores et leurs filaments, au lieu de les laisser au jour. De là la division des Clinosporés en *Ectoclines* (ἐκτὸσ, dehors), à stroma supportant...., et en *Endoclines* (ἔνδον, dedans), à stroma renfermant les filets sporifères. Selon la nature des organes reproducteurs implantés sur le stroma, les Clinosporés se divisent en Arthrosporés, Trichosporés, Cystosporés, ces noms ayant ici une signification non plus de famille, mais bien de tribu.

Le réceptacle spécial des deux dernières familles peut agir à la façon du stroma, c'est à dire porter ou contenir. Comme ce réceptacle est membraneux, on l'appelle généralement *hyménium* (ὑμην, membrane). Ce nom est plus particulièrement appliqué lorsque le réceptacle porte les thèques, et les basides, tandis que, lorsqu'il les enceint, on préfère celui de *peridium* (περί, autour de). — Les *thèques* sont des sporanges généralement octospores, directement insérés sur le réceptacle membraneux et entremêlés de poils, appelés *paraphyses*, qui existent aussi entre les thèques des conceptacles de Fucus. Les *basides* ou *sporophores* sont de grosses cellules ellipsoïdales, implantées directement sur le réceptacle membraneux de telle sorte que leur grand axe soit perpendiculaire au plan de celui-ci, et portant les spores à l'extrémité d'autant de petits pédicules supérieurs; avec ces cellules en existent d'autant, généralement plus petites, mais parallèles, ne portant rien à leur partie supérieure, qui, cellules simplement et non cellules à spores, sont désignées sous le nom de *cystides* (κύστις). — Une division des deux dernières Familles pareille à celle des Clinosporés, est la conséquence des deux façons d'agir du réceptacle membraneux : les Thécasporés à hyménium sont dits *Ectothèques*, et ceux à péridium *Endothèques*; les Basidiosporés à hyménium sont appelés *Ectobasides*, et ceux à péridium *Endobasides*.

Les spores ont reçu des noms qui varient avec le mode de

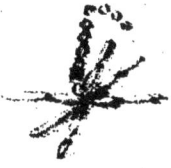

RTHROSPORÉ à SPORES
imples, sans réceptacle.
TORULA SACCHARINA.

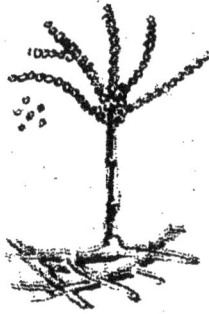

ARTHROSPORÉ à
spores simples &
à réceptacle.
G. PENICILLIUM.

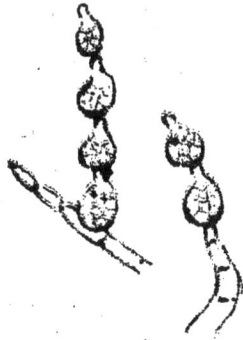

ARTHROSPORÉ à
spores composées.
ALTERNARIA TENUIS.

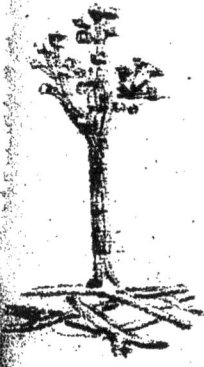

RICHOSPORÉ à
spores simples.
G. BOTRYTIS.

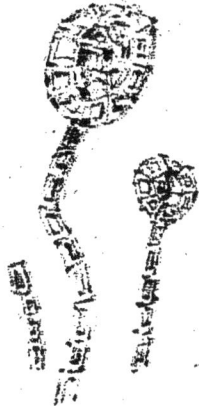

TRICHOSPORÉ à
spores composées.
Blastotrichum
confervoïdes.

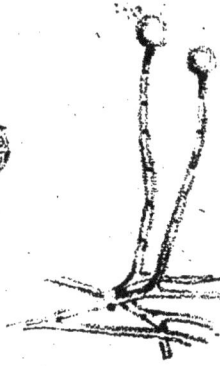

CYSTOSPORÉ
s'ouvrant par le
haut.
G. MUCOR.

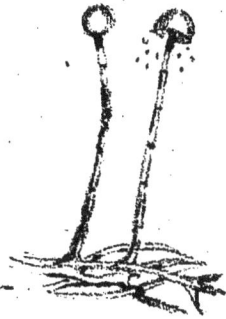

CYSTOSPORÉ
s'ouvrant par le
bas.
G. ASCOPHORA.

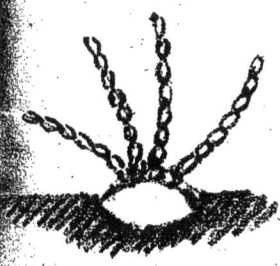

CTOCLINE ARTHROSPORÉ,
G. ÆCIDIUM.

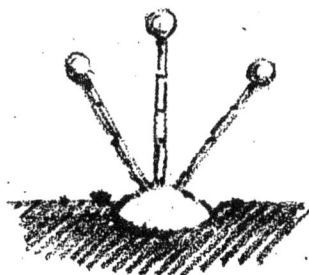

ECTOCLINE TRICHOSPORÉ,
G. UREDO.

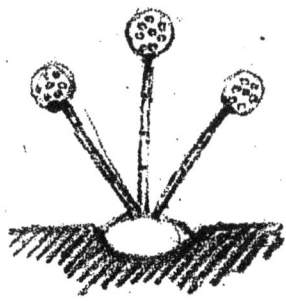

ECTOCLINE CYSTOSPORÉ,
G. PUCCINIA.

fructification : MM. Tulasne frères appellent *conidies* les spores des Arthrosporés et Trichosporés, qui tiennent à des filaments, et dont le nom vient de ce qu'elles sont souvent amincies en cône à un bout (ex. : *Alternaria tenuis*), — *stylospores* celles qui viennent sur des basides, — et *spores* celles qui viennent dans des sporanges (Cystosporés) ou dans des thèques; ces dernières sont plus parfaites, car elles n'ont pas de continuité avec la plante. Le mycologue anglais Berkeley laisse, au contraire, le nom de *spores* à celles qui résultent d'une formation acrosporée, créant le nom de *sporidies* pour celles qui résultent d'une formation endosporée. En combinant les deux nomenclatures et faisant, nous, du mot *spore* un terme générique, nous avons :

SPORES { Conidies (Tulasne), chez les Arthrosporés et Trichosporés, chez les Clinosporés arthrosporés et trichosporés.
Sporidies (Berkeley), chez les Cystosporés, Clinosporés cystosporés, et Thécasporés.
Stylospores (Tulasne), chez les Basidiosporés.

— Dans le Dictionnaire classique d'histoire naturelle de d'Orbigny, M. Brongniart, modifiant une ancienne classification de Fries, divise les Champignons en cinq Familles :

1° *Moisissures* ou *Hyphomycètes*, champignons formant toile, tapis (ὕφος);

2° *Urédinées*, *Coniomycètes* ou *Gymnomycètes*, champignons ayant l'air de poussière (κόνιον) à la surface des corps qui les portent, — champignons ayant leurs organes reproducteurs à nu (γυμνός); on ne voit, en effet, que cela, le mycelium étant caché sous l'épiderme des plantes infestées par lui;

3° *Hypoxylées* ou *Pyrénomycètes*, tubercules s'ouvrant par un pore terminal et contenant un *nucleus* (πυρήν, ῆνος) mucilagineux, formé de thèques convergentes, entremélées de paraphyses;

4° *Lycoperdacées* ou *Gastéromycètes*, champignons ventrus (γαστήρ), ne s'ouvrant qu'au moment de la projection des spores, ici tout à fait intérieures;

5° *Hyménomycètes*, champignons à hyménium simple, non clos, ne méritant conséquemment pas le nom de peridium.

— On peut, entre les deux Classifications précédentes, établir, avec assez d'exactitude, la correspondance que voici :

1° Les *Hyphomycètes* ou *Moisissures* correspondent aux trois groupes de Champignons (Arthrosporés, Trichosporés, Cystosporés) qui ont leurs organes reproducteurs insérés directement sur le mycelium ou sur un fil vertical qui en naît ;

2° Les *Urédinées, Coniomycètes* ou *Gymnomycètes* correspondent aux Stromatosporés extérieurs ou Ectoclines ;

3° Les *Hypoxylées* ou *Pyrénomycètes* sont des Thécasporés clos ou plutôt ne s'ouvrant que par une très minime *ostiole*, c'est à dire des Endothèques ; mais les Endothèques comprennent, en outre, le genre *Erysiphe* ;

4° Les Gastéromycètes, si nous en retranchons la Truffe dont nous verrons bientôt que la nature mycologique est contestée, les *Gastéromycètes* correspondent très sensiblement aux Basidiosporés clos ou Endobasides ;

5° Enfin, les *Hyménomycètes* comprennent les Ectothèques et les Ectobasides.

Les Endoclines ne sont pas représentés dans la correspondance que nous venons d'établir ; mais c'est un sous-groupe ne contenant aucun genre bien important, aucun genre qui intéresse directement le médecin.

— Dans tout ce qui précède et qui est, en même temps, le résumé des Classifications et de l'Organographie microscopique des Champignons, nous n'avons vu qu'une espèce d'organes reproducteurs. Il semble donc qu'il n'y a pas de sexualité en mycologie. Toutefois, les cystides des Basidiosporés ont été considérés par quelques auteurs comme des organes mâles, ce qui leur a valu le nom d'*antheridies* ; mais c'est une vue de l'esprit, car on n'a jamais bien démontré leur rôle fécondateur. (Les paraphyses des Thécasporés n'ont pas été

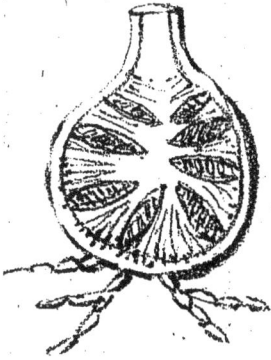

ENDOTHÈQUE ou
Pyrénomycète.
G. HYPOXYLON.

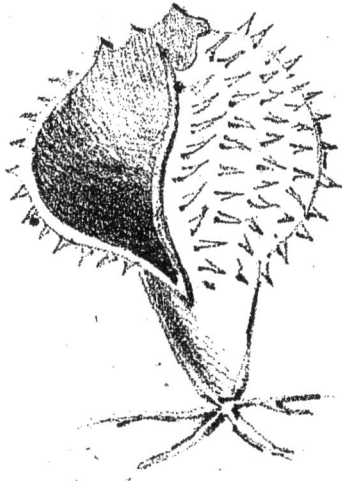

ENDOBASIDE ou
Gastéromycète.
Lycoperdon echinatum
ouvert.

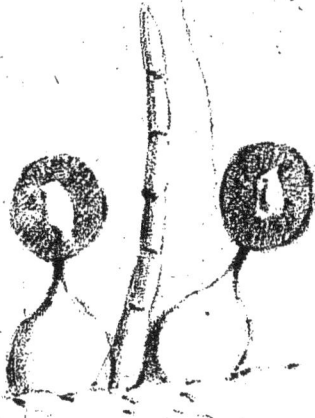

BASIDE MONOSPORE. G. TREMELLA.

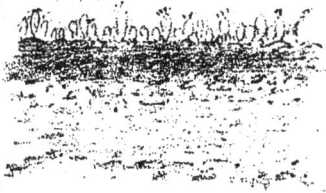

Coupe d'une Lame
Hyméniale.

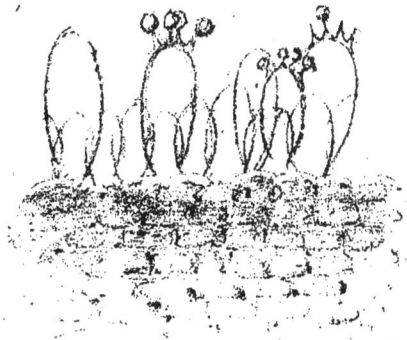

BASIDES TÉTRASPORES
Habituelles.

considérés de même; on les regarde comme des thèques avortées.)

L'un des MM. Tulasne a observé, sur le stroma des Uredo, des filaments articulés porteurs de cellules aiguillées qui ont été considérées par lui comme des organes mâles et appelées *spermaties*; mais on n'a encore rien vu de bien précis sur les fonctions de ces aiguilles.

D'après des observations récentes de M. Œrsted, le stipe et le chapeau des Champignons supérieurs ne viendraient qu'après une fécondation opérée par de tout petits organes implantés sur le mycelium. Ces organes seraient un *oogone* ou organe femelle (ὠὸν, œuf, γονή, principe) et 2 *anthéridies* ou organes mâles, lesquels, filiformes, satelliteraient l'oogone à sa base; mais l'auteur n'a jamais pu voir l'acte même de la fécondation.

Les faits précédents prouvent toutefois qu'on est bien dans la voie de la découverte d'une sexualité en mycologie et que la grande loi de la copulation s'appliquera bientôt aux Champignons, comme elle s'applique, d'ores et déjà, à toutes les autres classes de Cryptogames.

— La classification du docteur Léveillé a supplanté l'autre et est encore généralement adoptée; mais elle commence, à son tour, à être vigoureusement ébranlée par les progrès de la science. On a trouvé, en effet, sur la même espèce, des organes reproducteurs variant avec l'habitat et avec l'âge. C'est ainsi, par exemple, que les Oïdiums, rangés dans la première ou dans les deux premières familles de M. Léveillé (Arthrosporés ou Trichosporés), parfois même dans la troisième (Cystosporés), ne sont que les *jeunes* des Erysiphés, qui appartiennent aux Endothèques. Nous avons partout sur nos vignes malades le premier âge de l'*Oïdium Tuckeri,* ou fructification la plus habituelle, *conidies.* Si les circonstances sont favorables au développement du parasite, celui-ci nous montre ce qu'il est au deuxième âge: sa fructification est cystosporée, mais avec des caractères spéciaux, car elle consiste en une vésicule hérissée de filaments et contenant des spores portées sur un support commun (*stylospores* spéciales). Enfin l'*Erysiphe* du Rosier, du Pêcher et peut-être de la Vigne dans les pays chauds, est un troisième âge du même Champignon (on en a la preuve expérimentale); c'est une fructification endothécasporée, à *sporidies* spéciales, *spéciales* car les thèques, portées sur un support commun, sont enfermées dans une vésicule hérissée de filaments.

Si l'*Oïdium Tuckeri* et l'*Erysiphe Rosæ et Persicæ* ne sont qu'une seule et même espèce, il en est de même, d'après de récentes études de MM. Œrsted et Decaisne, du *Podisóma Sabinæ* et du *Ræstelia cancellata* des feuilles de poirier. M. Decaisne place un pied de Sabine couvert de Podisoma dans l'Ecole des Poiriers du Muséum, où l'on n'avait jamais constaté la présence de Champignons parasites. Quelques semaines après, toutes les feuilles des arbres fruitiers voisins offrent les taches orangées servant de premier indice de la présence du Ræstelia. Il enlève alors la Sabine, coupe et brûle sur place les feuilles malades, et arrête ainsi immédiatement l'invasion de la maladie. Le savant Directeur des Cultures répète ces expériences l'année suivante et en obtient les mêmes résultats.

Dans l'étude de la deuxième famille, nous aurons occasion de signaler encore : comme différences dues à l'habitat, la rouille des céréales *(Puccinia Graminis)* et celle du vinettier *(Æcidium Berberidis)*, qui ne sont qu'une seule et même espèce; comme différences dues à l'âge, les deux sortes successives d'organes de reproduction de l'Ergot.

Ce sont particulièrement les frères Tulasne qui ont fait considérer comme généraux ces faits de polymorphisme. Ces Messieurs soutiennent, preuves en mains (car ils ont publié et publient encore, pour étayer leur thèse, une *Selecta Fungorum Carpologia*), ils soutiennent, dis-je, que non seulement la multiplicité des organes reproducteurs existe dans l'individu qui subit alors des métamorphoses, mais qu'elle existe aussi dans l'espèce, qui présente alors quelque chose d'analogue aux phénomènes de génération alternante qui existent chez certains animaux inférieurs, par exemple dans la classe des Tuniciers. — Dans ces métamorphoses, non plus de l'individu mycologique, mais de l'espèce, il y a souvent un produit sexué qui alterne avec un être agame, comme M. Hermann Hofmann, lui aussi, en a cité des exemples.

— La doctrine des frères Tulasne a reçu, en quelque sorte, la haute sanction de l'Institut, le jour où celui-ci, depuis qu'ils ont commencé à la soutenir, s'est adjoint l'un d'eux comme membre titulaire. Nous avons cité, du reste, d'autres micrographes qui ont fourni des faits capables de l'étayer; nous ne serions donc pas dans les eaux de la science contemporaine si nous maintenions la classification de M. Léveillé, qui a fait son temps.

Les groupes dont Fries a donné la première idée sont moins nettement délimités, car ils reposent moins sur cette forme, reconnue variable aujourd'hui, des organes reproducteurs. Ils n'en sont que meilleurs, et nous les adopterons tels qu'ils sont devenus entre les mains de M. Brongniart.

ARTICLE 1er. — **Famille des Moisissures ou Hyphomycètes.**

Il y a des *Moisissures* ou *Mucédinées* qui sont arthrosporées, exemple : les genres *Penicillium*, *Torula*; la *Torula saccharina* vient sur le sucre humide. D'autres sont trichosporées : g. *Botrytis*. D'autres, cystosporées : genres *Mucor* et *Ascophora*.

Les Moisissures sont les champignons les plus inférieurs, et elles sont pourtant destinées, Messieurs, à jouer dans la nature un rôle considérable. Si elles offrent souvent des inconvénients majeurs, elles seraient, parfois, en revanche, d'après des travaux assez récents, d'une immense utilité pour l'homme. Nous les examinerons d'abord sous leur bon côté.

§ I. *Des Moisissures considérées au point de vue de leur utilité.* — Nous traiterons ici du rôle qu'elles paraissent jouer dans les fermentations, dans l'acétification, dans la putréfac-

tion, dans la caséification, dans la formation de l'adipocire.
— (A). C'est surtout, et d'abord, dans les phénomènes
chimiques et industriels connus sous le nom de *fermentations*
qu'on s'est aperçu des fonctions des Moisissures.

Cogniard-Latour, le premier, entrevit le rôle des microphytes dans la fermentation alcoolique et considéra ce phénomène comme chimico-physiologique.

L'attention étant éveillée sur ce point, M. Payen analyse
la levûre de bière et lui trouve, en effet, la composition
générale des matières végétales : cellulose (formant les parois
des globules), corps azoté avec traces de soufre, corps gras
et substances minérales.

Turpin vient ensuite : d'une part, il laisse évoluer de la
levûre de bière en la mettant dans de l'eau sucrée (qui fer-
mente), et il voit se produire plusieurs Mucédinées, dont il a
donné les noms; d'autre part (contre-expérience), il sème des
spores de plusieurs Mucédinées dans une solution de sucre
contenant une matière azotée soluble, et il voit se produire
des globules de levûre et une fermentation. La spécialité
d'action des spores des mucédinées est même démontrée par
lui, car il ne peut produire de fermentation avec des spores
d'agarics ou de bolets (champignons supérieurs).

Les travaux de M. Pasteur, qui lui ont valu le grand prix
de physiologie expérimentale de l'Institut, ont confirmé la
théorie biologique de Turpin, mais ont, en outre, démontré,
contrairement à l'assertion de ce savant, la spécificité de
l'agent incitateur de chaque fermentation : il y a un *ferment
alcoolique*, il y a un *ferment lactique*, il y a un *ferment butyrique*. Les ferments alcoolique et lactique sont des microphytes; le ferment butyrique est un animalcule infusoire, que
l'air tue et qui est, au contraire, indifférent à l'action de
CO_2 : il est le premier exemple d'un animal vivant sans O
libre, tué même par l'O libre.

Il faut voir, comme M. Pasteur, dans ses divers Mémoires,
accumule preuves sur preuves à l'appui de la théorie physiologique des fermentations : il montre la levûre de bière se

produisant, comme les plantes, avec des éléments minéraux (phosphate ammoniaco-magnésien) [1] et le carbone (du sucre) ; il fait voir particulièrement la cellulose de la levûre (qui augmente en même temps que la levûre elle-même) se produisant aux dépens du sucre ici, comme cela a lieu dans la germination des graines ; il montre la levûre de bière, *inanitiée,* c'est à dire privée de sucre, continuant néanmoins à donner les produits de la fermentation alcoolique, et cela parce qu'elle se *digère* elle-même, comme l'animal inanitié vit aux dépens de sa propre substance ; il fait voir la levûre produisant elle-même sa graisse, avec du sucre, comme les abeilles forment de la cire avec du miel.

M. Pasteur tire même de l'étude des ferments certaines conséquences nouvelles de physiologie générale : nous avons parlé plus haut d'animaux tués par l'O ; voici encore un fait biologique assez inattendu : — on appelle FERMENTATION TARTRIQUE la destruction sous l'influence d'une matière albuminoïde, et de quelques gouttes troubles d'une bonne fermentation analogue déjà en train, de l'acide tartrique où des tartrates, destruction qui donne, entre autres produits, un acide particulier appelé *acide métacétonique :* on voit que l'adjectif qualificatif de la fermentation désigne ici, par exception, non le produit qui se forme, mais le produit qui se détruit. Il y a deux acides tartriques, ayant la même composition, mais agissant différemment sur la lumière polarisée

[1] M. Pasteur aurait eu un développement de levûre probablement beaucoup plus considérable en ne négligeant pas la potasse : car M. Raulin, professeur au lycée de Brest, qui a étudié, sur l'*Ascophora nigrans,* l'influence des éléments minéraux sur le développement des Mucédinées, au sein de milieux artificiels de composition simple, a prouvé que *les substances minérales les plus utiles sont, par ordre d'importance décroissante,* le P, le K , le Ma, le S, le Mn : c'est à peu près ce qu'a trouvé M. Georges Ville pour les végétaux supérieurs. Quant à l'A, M. Pasteur a eu évidemment raison de le fournir à la moisissure, puisqu'il opérait en vase clos. Mais, opérant à l'air, il faudra le fournir encore, soit à l'état d'albumine (M. Boussingault), soit à l'état de nitrate ou de sel ammoniacal (M. Bineau), parce que M. Raulin n'a jamais vu, dans ses expériences, les mucédinées absorber l'A de l'air, pas plus qu'elles ne peuvent en réduire l'acide carbonique.

parce qu'ils n'ont pas tout à fait la même structure cristalline : l'un est *droit* , l'autre *gauche* ; ils peuvent s'unir pour former un acide tartrique neutre, qu'on trouve en petite proportion, combiné avec la potasse, dans le tartre des raisins des Vosges et qu'on a appelé *acide paratartrique ou racémique;* on peut représenter ce dernier par . M. Pasteur a fait voir que le ferment tartrique n'aime que l'acide droit, il ne touche pas au gauche ; aussi ne détruit-il que la moitié de l'acide racémique et le rend-il gauche de neutre qu'il était. On voit donc que les aliments ne sont pas seulement caractérisés par leur composition et par la plupart de leurs propriétés; ils le sont encore par leur structure moléculaire.

Depuis les travaux de M. Pasteur, M. Ch. Blondeau, professeur au lycée Laval, a réclamé, en fournissant des preuves à l'appui, la priorité de la découverte de la spécialité de chaque ferment. Il a obtenu, parmi les produits de la fermentation alcoolique, de la succinine (succinate de glycérine), matière grasse dont la formation n'a pas lieu d'étonner, car les globules de levûre produisent facilement des corps gras ; il a prouvé, en mettant un peu de beurre dans une fermentation en train, que la levûre alcoolique, non seulement produit les corps gras, mais peut encore les saponifier ; en conséquence, il attribue à la saponification de la succinine, l'acide succinique et la glycérine signalés par M. Pasteur comme produits constants de la fermentation alcoolique.

Les fermentations sont donc dues à des êtres vivants spéciaux. On n'a pas déterminé nettement les caractères génériques et spécifiques de chacun d'eux. On n'est même pas d'accord sur la nature de celui qui produit la fermentation la plus commune, c'est à dire la fermentation alcoolique. On a cru quelque temps que la levûre de bière était une algue, qu'on avait appelée *Cryptococcus cerevisiæ (cerevisia* ou *cerevisia,* bière). MM. Pasteur, Pouchet, Hermann Hoffmann et Blondeau professent aujourd'hui qu'elle est constituée par les spores d'une Mucédinée arthrosporée. Mais, s'ils sont d'accord sur la famille et sur la tribu, ils sont bien en désaccord sur le genre : pour M. Pasteur, la levûre alcoolique est un mycoderme, *Mycoderma* ([1]) *vini* ou *cervisiæ ;* c'est un *Aspergillus* (l'*A. polymorphus*) pour M. Pouchet, un *Penicillium* (le *P. glaucum*) pour M. Hermann Hoffmann, qui distingue de la *levûre de bière* la *levûre de boulanger,* cette dernière étant plus particulièrement constituée par les séminules d'une moisissure cystosporée, le *Mucor racemosus.* La levûre de bière est enfin, pour M. Blondeau, un *Torula (T. cervisiæ).* On voit combien serait utile ici l'intervention d'un mycologue distingué.

Il est des fermentations spontanées, c'est à dire qui s'établissent d'elles-mêmes, sans aucun prélèvement de levûre sur une fermentation précédente. On a pensé à admettre, pour les expliquer, une *génération spontanée,* et on sait qu'en effet cette question s'est vigoureusement réveillée à la suite des travaux de M. Pasteur sur les fermentations. M. Oré a eu l'occasion de traiter, dans cette enceinte, cette grande question de l'*hétérogénie,* qu'il développe au début de l'étude des fonctions de reproduction ; il en a aussi fait l'objet d'une thèse de doctorat ès-sciences, soutenue devant notre Faculté. Quelques-uns de ceux qui m'écoutent se rappellent peut-être les conclusions de mon honorable collègue : ils savent qu'elles sont favorables aux prétentions de M. Pasteur sanctionnées par une commission de l'Institut ; ils savent que le brillant professeur de notre École a confirmé le vieil adage : *Omne vivum ex vivo,* modification de : *Omne vivum ex ovo* (ce dernier était trop restreint, car il y a, en botanique comme en zoologie, à côté de l'ovipararité, la gemmiparité et la fissiparité).

Je vous dirai, dans cette affaire, les faits les plus récents qui concernent les moisissures. Les spontéparistes ont argué

([1]) Le mot *mycoderme* est souvent pris par les chimistes et même par les mycologues dans un sens général qui paraît synonyme de *moisissure.* M. Pasteur l'emploie parfois de cette façon, lui aussi. Mais ici il lui fait désigner un genre particulier qui, d'après la description qu'il donne de la levûre de bière, appartient aux Arthrosporés. Il faudrait s'entendre et en faire ou un genre, ou un groupe plus important.

4

de l'apparition de Mucédinées dans leurs infusions lorsqu'ils les mettaient en contact avec de l'air ayant traversé un tube rouge, avec de l'air ayant traversé SO_4H_2. Or les spores des Mucédinées résistent, dans l'air sec, à la température de 125°, résistent aussi à l'action de SO_4H_2 concentré; celles qui seraient dans l'air ambiant peuvent donc arriver jusqu'aux infusions. — Mais y a-t-il des spores de Mucédinées dans l'atmosphère? M. Pasteur filtre de l'air sur du pyroxyle, dissout celui-ci dans de l'éther alcoolisé, laisse tranquille le collodion et observe au microscope le dépôt qui s'y forme ; il y voit des corpuscules organisés, dont les uns se dissolvent dans SO_4H_2, les autres non; or ces derniers doivent être des spores de Mucédinées, car on ne connaît que ces spores, en fait de cellules organisées, qui résistent à SO_4H_2, et, du reste, l'aspect des spores y est tout à fait. Le fait de cette dissémination des germes d'organismes inférieurs dans l'air a reçu le nom de *panspermie* (πᾶν, σπέρμα); M. Pasteur est donc un panspermiste. — Si les spores existent dans l'air, leur poids et la diminution des êtres vivants avec l'altitude, doivent en diminuer le nombre à mesure qu'on s'élève. Dès lors, si la fécondité des infusions est due aux spores, l'air introduit dans les ballons à une grande hauteur devra la faire considérablement diminuer; cette introduction des couches supérieures de l'atmosphère ne devra nullement diminuer la fertilité des infusions, si les microphytes, au contraire, sont dus à une genèse spontanée. Ces bases admises, M. Pasteur escalade les glaciers du Mont-Blanc avec ballons à infusions fermés pendant l'ébullition, casse les pointes au dessus de sa tête, soude et revient : un seul ballon, sur vingt, offre des moisissures.

— (B). Avant ces considérations sur la panspermie, je vous avais entretenu de la production de l'alcool, de la vinification. Je vous parlerai maintenant de la destruction de l'alcool à l'air froid, de l'*acétification*. Ici encore, d'après les recherches de M. Pasteur, une moisissure joue le rôle principal. On la trouve dans ces membranes gélatineuses se formant à la surface du vinaigre exposé à l'air et qu'en langage de fabrique

on désigne depuis longtemps sous le nom caractéristique de
mère du vinaigre : M. Pasteur l'appelle *Mycoderma aceti*. Les
copeaux de hêtre n'agissent pas à la façon du noir de platine,
mais bien comme supports de la Mucédinée : si on fait couler
de l'alcool étendu le long d'une corde ordinaire, on n'observe
aucune altération ; mais si on répète l'expérience avec une
corde trempée dans la pellicule mycodermique, on constate la
production d'acide acétique. Le *Mycoderma aceti* est une
espèce particulière : le *Mycoderma vini,* qui se forme à la
surface des cuves à vendange non agitées, à la surface du
vin exposé à l'air, ne produit pas d'acide acétique quand il se
montre sur un liquide alcoolique ; il consomme pourtant de
l'alcool, mais le change d'emblée en eau et en acide carbonique. C'est bien aussi à ce résultat final qu'arrive le *Mycoderma aceti;* mais il ne se comporte ainsi (aux dépens de
l'acide acétique produit) qu'après avoir terminé l'acétification, car, tant qu'il y a de l'alcool, il n'opère de ce corps-là
qu'une combustion incomplète. — Les Champignons, avons-
nous dit au début de leur étude, ont toujours besoin du
contact de l'air : aussi comprendra-t-on que la *mère de
vinaigre* n'acétifie plus dès qu'elle est submergée.

— (C). Cette activité plus ou moins comburante, mais toujours comburante, est, du reste, un fait général chez les
Mucédinées : de l'eau sucrée, par le développement d'une
moisissure quelconque, peut perdre tout son sucre, qui peu à
peu se change en eau et en acide carbonique. On voit par là
combien les sirops des pharmacies peuvent s'altérer en vieil-
lissant et l'utilité qu'il y a à leur ajouter un peu d'alcool.

Nous sommes maintenant à même d'expliquer les faits
Turpin : (*a*) Dans un liquide en fermentation, ce savant a vu
apparaître plusieurs Mucédinées ; — une seule constituait le
ferment par ses spores, et ces spores venaient de la levûre ;
les autres avaient été produites par des spores tombées de
l'air. (*b*) Contre expérience : Turpin sème des spores de plusieurs Mucédinées dans de l'eau sucrée et albumineuse, il
voit se produire de nouvelles spores et une *fermentation;* —

ce dernier mot est probablement inexact pour toutes les Mucédinées, excepté celle qui constitue la levûre alcoolique; l'auteur aura été induit en erreur, pour les autres, par un dégagement d'acide carbonique dû à la combustion du sucre et ne s'accompagnant pas d'alcool.

La propriété comburante des Mycodermes s'exerce sur les cadavres animaux et végétaux et hâte leur retour à l'état de produits minéraux : il a été démontré, en effet, que la putréfaction est à peine sensible au contact d'air filtré sur du coton ou ayant passé par un tube étroit rougi à blanc. Les Moisissures sont donc, d'une part, des agents hygiéniques qui remplacent en grande partie la putréfaction par une combustion lente, d'autre part des accélérateurs du mouvement de décomposition cadavérique, empêchant les éléments des êtres vivants de se trouver tous à un instant donné à l'état de matière organique. Ils permettent ainsi la continuation de la *rotation de la matière dans les trois règnes,* et on peut dire que l'existence de l'homme est attachée à la leur : chapitre nouveau de cette histoire (qu'il serait si intéressant de tracer) *des plus petites causes engendrant les plus grands effets !*

N'est-il pas admirable de voir que des microphytes d'une si grande importance pour l'économie générale de la nature ne puissent jamais disparaître, leurs spores étant disséminées en nombre incalculable dans l'air, et ces spores possédant à la fois résistance à la chaleur et résistance aux plus puissants agents chimiques?

— (D). M. Ch. Blondeau a étudié une façon d'agir très remarquable du *Penicillium glaucum.* C'est à lui, selon ce savant, qu'on doit la formation du *roi des fromages* comme on l'a appelé, du *fromage de Roquefort.*

Les caves de Roquefort (Aveyron) sont humides et extrêmement fraîches, ce qu'elles doivent à une espèce de cheminée naturelle, qui en fait communiquer le fond avec le haut de la montagne dans laquelle elles sont creusées. Cette cheminée est en forme de tronc de cône à base supérieure, et les gouttelettes d'eau qui suintent de ses parois, venant à s'évaporer,

refroidissent celle-ci et déterminent une chute de l'air extérieur. M. Blondeau a justifié cette théorie de la fraîcheur des
caves du célèbre petit village, en montrant qu'on peut très
bien rafraîchir un appartement, en été, par une fontaine de
compression, lançant de l'eau divisée dans la cheminée de
celui-ci. — Le lait de brebis, caillé par présure, est riche en
caséine, très pauvre en beurre. On le façonne en pains gru-
meleux, peu cohérents, qu'on apporte au fermier des caves :
celui-ci, qui paie un prix de fermage excessivement élevé à
cause de la spécialité dont ces caves ont joui jusqu'à ce jour,
cède pour deux mois un certain nombre d'étagères pour un
prix convenu, et les fromages sont placés à l'endroit désigné.
Ils ne tardent pas à se recouvrir de *Penicillium,* qu'on enlève
par le grattage. Huit jours après, nouvelle production de la
jolie moisissure blanche ; nouveau grattage. Après deux mois
de ces grattages hebdomadaires, on constate que le dernier
n'est plus suivi de la production du *Penicillium ;* mais on voit
quelquefois, à sa place, un *Ascophora* soyeux ou une Mucédinée orange. Alors le fromage est mûr, et, dans cet état, il
contient beaucoup moins de caséine qu'avant, mais le tiers
de son poids de margarine et d'oléine. C'est bien le *Penicillium* qui mange la caséine, gardant l'azote pour lui et laissant
le corps gras adhésif, car la diminution de la caséine et
l'augmentation des corps gras marchent avec le nombre des
râclures opérées. — Le *Penicillium* râclé est un aliment
azoté, qu'on sale pour le conserver, et qu'on mange dans
le pays sous le nom (que je ne puis expliquer) de *rhubarbe.*
— Cette tendance des moisissures à la production des matières grasses, nous l'avions déjà constatée sur la levûre
de bière, qui produit sa graisse (M. Pasteur) et de la succinine (M. Blondeau). — La spécialité des caves de Roquefort
tient à la réunion de la fraîcheur et de l'humidité, qui sont
les meilleures conditions d'existence du *Penicillium glaucum.*
M. Blondeau est convaincu qu'on pourrait faire partout du
fromage de Roquefort en faisant communiquer une grotte
avec le sommet de la montagne dans laquelle elle est percée,

par une longue cheminée renversée, maçonnée, dans laquelle on injecterait par le haut de l'eau divisée.

— (E). La tendance des moisissures à la production des matières grasses explique probablement aussi la formation de l'*adipocire* ou *gras des cadavres*. Le nom d'*adipocire* a été donné à la cholestérine ou matière des calculs biliaires; on l'a appliqué aussi à la *cétine* ou *blanc de baleine*. Mais il n'est plus employé aujourd'hui que pour désigner cette matière grasse qui se forme aux dépens de la chair musculaire dans la terre humide, et qu'on a surtout observée dans l'exhumation des cadavres du cimetière des Innocents à Paris. L'adipocire est un margarate (avec très peu d'oléate) d'ammoniaque, de potasse et de chaux.

On voit combien seraient spéciales et intéressantes les modifications opérées sur les matières organiques par les moisissures, et M. Ch. Blondeau aurait eu raison de créer le nom de *chimie mycodermique* pour tous les faits de cet ordre, faits dont la découverte serait, selon l'expression de M. Boussingault, l'*éternel honneur de notre siècle*.

— (F). Mais voilà que ce rôle considérable des Mycodermes est contesté, au moins en ce qui concerne les fermentations, et plus spécialement la fermentation alcoolique. Il l'a été autrefois par Berzélius et par M. Liébig. Il l'est encore aujourd'hui, après les expériences de M. Pasteur, par MM. Berthelot et Frémy.

M. Berthelot trouve étrange qu'un chimiste explique par la physiologie un phénomène qui est encore si peu connu, quand la tendance actuelle est, au contraire, d'arriver à expliquer par la chimie les faits biologiques.

M. Frémy, entre les matières organiques et les matières organisées, intercale, dans le tableau de nos connaissances, des liquides organisables (solutions de pepsine, de synaptase, de diastase) qu'il nomme *substances hémiorganisées*. La levûre de bière, pour lui, est organisée, mais non vivante; elle résulte de l'action exercée sur le sucre et sur une matière albuminoïde ordinaire, par un corps hémiorganisé soluble qui se forme dans les fruits lorsqu'ils sont mûrs (raisin, par exemple), dans les graines lors de la germination (orge, par exemple), dans les globules de levûre lors de la fermentation. Une liqueur albumineuse et sucrée, le mélange d'eau sucrée et de phosphate ammoniaco-magnésien de M. Pasteur, exposés à l'air tant qu'on voudra, ne produiront pas de levûre; mais, dès qu'on y met le suc d'un fruit mûr ou des grains de levûre (corps contenant la matière organisable), la production ou la multiplication des globules de ferment a lieu aussitôt. La gemmation de la levûre est due à la sortie hors du grain de la matière hémiorganisée que ce grain avait sécrétée et qu'il contenait : dès que cette matière est en contact avec la substance azotée et l'hydrate de carbone qui sont nécessaires à la production de la partie azotée et de la cellulose de la levûre, de nouveaux globules se produisent au contact des anciens.

M. Frémy, repoussant la théorie physiologique de la fermentation, repousse la *panspermie* ou dissémination illimitée des germes, si difficile à admettre et qui dès lors devient inutile. Du reste, on ne voit fermenter spontanément que les liqueurs sucrées et azotées qui contiennent du jus de fruits mûrs ou une décoction de grains germés.

MM. Pouchet, Joly et Musset, se joignent à M. Frémy pour combattre la *panspermie*. M. Pasteur a trouvé des spores dans l'air; — M. Pouchet, à l'aide d'un aspirateur, fait entrer de l'air par un tube qui, effilé, le projette sur une plaque de verre intérieure enduite d'une substance adhésive, et cette plaque, au microscope, n'offre pas une seule spore. (Cet appareil collecteur des poussières atmosphériques a reçu le nom d'*aéroscope,* et on voit les différences existant entre l'aéroscopie-Pasteur et l'aéroscopie-Pouchet.) M. Pasteur, dans les Alpes, a vu diminuer la fertilité des infusions avec la hauteur; — MM. Pouchet, Joly et Musset, gravissent les Monts-Maudits de Luchon avec des ballons pareils à ceux de M. Pasteur, opèrent de la même façon que leur honorable adversaire, et, quelques jours après, trouvent des Mucédinées dans toutes leurs liqueurs. — Qui faut-il croire en présence de faits aussi contradictoires? Donnerons-nous gain de cause aux Alpes sur les Pyrénées, ou admettrons-nous, par une hypothèse invraisemblable, que les conditions offertes par la Maladetta n'étaient pas identiques à celles du Mont-Blanc?...

La nature vivante des ferments n'a pas encore réuni, on le voit, le *consensus omnium,* et, parmi ceux qui l'admettent (car MM. Pouchet, Joly et Musset sont du nombre), il y a désaccord sur le point important de la genèse de ces ferments.

§ II. *Des moisissures considérées au point de vue de leur nocuité.* — Jusqu'ici, nous n'avons considéré les moisissures que sous leur bon côté ; mais toute médaille a son revers.

— (A). A diverses époques, les boulangers ont fourni des pains qui ne pouvaient être conservés quelques jours sans se recouvrir de ce qu'on a appelé la *moisissure orangée, Oïdium aurantiacum.* Il y a quelques années, un accident semblable et assez général se produisit à La Bastide. Il s'est produit aussi, à diverses époques, dans d'autres localités, telles que Paris (Manutention des Vivres de la Guerre), Cherbourg, Tours.

A Paris, M. Gaultier de Chaubry a incriminé les farines, qui, d'après lui, possédaient les spores du champignon : ce serait donc une maladie du grain, une *épiphytie,* qui serait cause du mal. — M. Besnou, à Cherbourg, n'a pas obtenu les mêmes résultats : pour lui, l'oïdium provient d'un excès d'eau dans le pain, d'une fermentation trop rapide produisant de grands trous qui augmentent le volume, et d'une cuisson trop prompte et trop forte, faite dans le but de *saisir* le pain et de l'empêcher de perdre beaucoup de son poids au four, — le tout opéré avec l'idée d'avoir un rendement de plus de 128 0/0 (rendement normal), et de faire un bénéfice illicite.

La partie saine du pain oïdié, consommée, n'a que l'inconvénient d'un pain manquant de cuisson et pouvant par là devenir indigeste pour les estomacs délicats. Mais le champignon, sans amener la mort, cause des accidents graves. M. Besnou paraît croire qu'il est vénéneux par lui-même ;

M. Blondeau pense qu'il ne l'est que par la modification qu'il fait éprouver au gluten, celui-ci se trouvant transformé en une espèce d'alcaloïde.

M. Blondeau prétend avoir vu aussi, à Tours, des farines atteintes d'*Oïdium aurantiacum*. Selon les circonstances, M. Gaultier de Claubry ou M. Besnou paraîtrait donc avoir raison. Mais, avec l'opinion de M. Besnou, pourquoi ne verrait-on pas plus souvent, avec tant de gens essayant de tromper, l'Oïdium aurantiacum? Ah! c'est qu'il s'agit d'un être vivant qui, pas plus que l'*Oïdium* de la vigne, n'est soumis à des lois mathématiques pour sa production.

— (B). Bien d'*autres aliments* tout préparés (fruits, confitures, sirops) peuvent être envahis par les Moisissures s'il y a chaleur et humidité. On prévient ce parasitisme en mettant dans l'armoire à provisions, fermée, un flacon débouché de phénol. Le biscuit de bord se conserve très bien dans des caisses en ferblanc imprégnées d'une couche légère de la dissolution de ce corps. Avant de consommer ces divers aliments, on les débarrasse de leur odeur par une courte exposition à l'air.

— (C). Des Moisissures peuvent nuire, non seulement quand on les mange, mais même quand on respire leurs spores : des ouvriers, brossant un tonneau plein d'*Aspergillus glaucus,* furent pris de céphalalgie, de vomissements, de vertige. On doit attribuer ces accidents et l'*odeur spéciale de moisi* à une huile volatile que les filaments ou spores offrent à l'extérieur à l'état de gouttelettes adhérentes. — Cet *Aspergillus* et les autres Moisissures venant sur le tartre humide, qui communiqueraient mauvais goût au vin, sont combattus, on le sait, par l'acide sulfureux.

— (D). Les *médicaments* sont atteints de Moisissures comme les aliments. M. Ménière (d'Angers) a étudié celles qui peuvent se montrer sur les produits de droguerie, d'herboristerie ou de pharmacie proprement dite. Question intéressante qu'il a bien fait d'aborder, mais qui demanderait à être continuée par un mycologue spécialiste au courant des progrès les plus

5

récents et des ouvrages les plus nouveaux de cette branche difficile de la Botanique!

— Ce ne sont pas seulement les matières qui ont vécu qui peuvent être ainsi envahies : les Moisissures s'attaquent souvent aux Végétaux, aux Animaux, à l'Homme.

— (E). *Végétaux.* — Nous parlerons ici spécialement de la maladie de la Vigne et de la maladie de la Pomme de terre.

Nous avons déjà dit que l'*oïdium Tuckeri* n'est que le premier âge d'un *Erysiphe.* On sait que M. Marès a préconisé contre lui le *soufrage à sec,* qui a été ensuite réglementé par M. le comte de La Vergne et qui est aujourd'hui d'un usage universel. — Quelques médecins ont taxé de dangereuses les coupures que se feraient des vignerons en taillant une vigne oïdiée. Mais MM. Letellier et Spéneux, après avoir pratiqué des expériences sur des animaux, se sont inoculé l'oïdium et n'ont eu que les accidents que produit toute piqûre.

La maladie de la Pomme de terre est due au *Peronospora infestans,* qui, germant à l'extérieur des jeunes tubercules, en perce l'épiderme et l'enveloppe subéreuse pour développer au-dessous son mycelium; celui-ci, toujours sous-épiphlœique, passe par les parties aériennes et arrive aux feuilles, dans la partie lacuneuse du parenchyme desquelles il se développe de préférence; les rameaux reproducteurs sortent par les stomates, et chacune de leurs divisions filamenteuses offre bientôt, près de sa terminaison, un *Zoosporange* qui se développe sur un point de son trajet et se détache ensuite. S'il tombe dans quelques gouttes d'eau, ce Zoosporange grossit d'une façon remarquable, se rompt et épanche les diverses Zoospores qu'il contient; celles-ci se disséminent, et, si l'humidité dans laquelle elles se trouvent recouvre des tubercules de Pomme de terre, elles se fixent et germent sur ces tubercules. — Indépendamment de cette reproduction agame, dont l'organe se montre à l'extérieur, le *Peronospora infestans* en offre une autre, celle-ci sexuée, dont les agents sont des filaments situés dans l'intérieur de la plante envahie, les uns mâles ou à *anthéridies,* les autres femelles ou à *oogones,* la

OIDIUM TUCKERI

ERYSIPHE du Rosier, du Pêcher, et peut-être de la Vigne dans les pays chauds

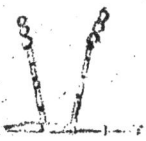

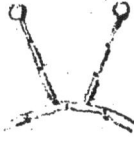

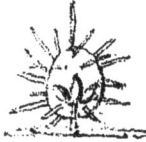

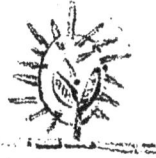

ICATION ARTHROSPORÉE. ID.TRICHOSPORÉE. age (Etat le plus habituel). Conidies.

Fruct⁰ⁿ cystosporée (vésicule hérissée de filaments) avec support pour les spores. 2ᵉ âge (Circonstances favorables au parasite). Stylospores.

Fructᵗⁿ Endothécasporée (thèques sur support spécial dans une vésicule hérissée de filaments). 3ᵉ âge. Sporidies.

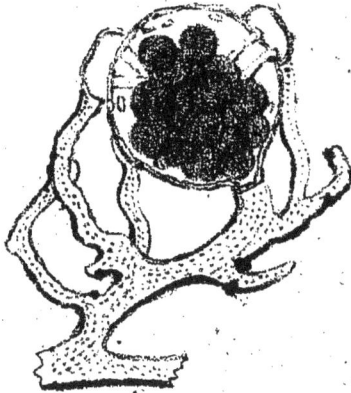

roduction des Saprolégniés (Phycomycètes de de Bary), donnant une idée elle des Péronosporés (autres Phycomycètes), qui est analogue.

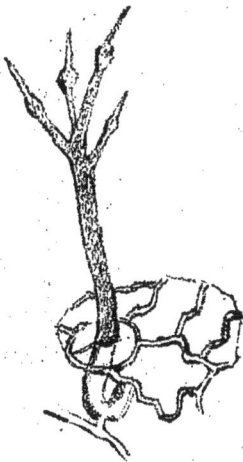

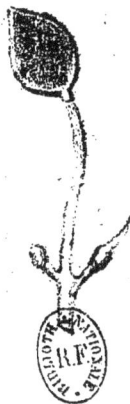

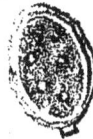

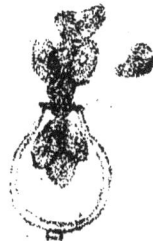

PERONOSPORA INFESTANS.

partie essentielle de ces derniers se mettant en rapport avec la partie essentielle des premiers par une sorte de conjugaison latérale.

Nous avons tenu à signaler le *Peronospora infestans*, à cause du mal qu'il fait à l'agriculture, à cause de la duplicité de ses moyens de reproduction, à cause aussi de l'étrangeté de ces moyens qui semblent dépaysés dans la classe des Champignons. M. de Bary a fait une tribu spéciale des Cryptogames dont le parasitisme indique la nature mycologique, alors que leurs modes de reproduction font plutôt penser à une nature phycologique; il a appelé ces Cryptogames *Phycomycètes* (Algues-Champignons), et l'agent de la maladie de la Pomme de terre est un excellent exemple à fournir de ces êtres ambigus.

— (F). *Animaux.* — Il convient de citer d'abord ici le *Botrytis Bassiana,* dont le nom spécifique rappelle le nom de Bassi, avocat italien, qui découvrit le premier, dans ce Champignon, la cause de la *muscardine* des vers à soie. La spore de *Botrytis* se fixe près des stigmates de la larve; son mycelium s'introduit dans les trachées, et les filets reproducteurs sortent ensuite de l'animal, en perçant sa peau, pour offrir au dehors leurs grappes de spores.

L'importance spéciale de la *Mycologie entomologique* ressort de ce fait que le simple catalogue des espèces qu'on pouvait lui attribuer il y a vingt ans occupe trois colonnes de l'article, signé Montagne, du *Dictionnaire d'Histoire naturelle* de D'Orbigny.

On a trouvé des Moisissures dans les sacs aériens des Oiseaux, sur divers œufs, dans l'écoulement de la *morve* du cheval.

— (G). *Homme.* — Distinction des 7 genres observés sur lui :

MUCÉDINÉES PARASITES DE L'HOMME.

Cystosporées (à sporanges s'ouvrant par le sommet)........... *Mucor.*

Arthrosporées.

Filaments et spores. — Spores éparses.

Spores (en chapelets) sur vésicule terminale.................... *Aspergillus.*

Champignon entouré (comme les Coccochloris parmi les Algues) d'une gangue amorphe qu'on a tort d'appeler *stroma* puisqu'elle n'est pas organisée................. *Achorion.*

Pas de gangue amorphe.

Sur muqueuses. Spores détachées et spores en chapelets........ *Oidium.*

Sur peau. Spores presque toujours détachées, mais en très grand nombre, ou filaments..... *Microsporon.*

Spores (en chapelets) seulement.

Champignon non douteux, vivant hors du tube digestif et des liquides........................ *Trichophyton.*

Champignon douteux, vivant dans des liquides du tube digestif ou dans l'urine diabétique.......... *Levûre alcoolique.*

Procédant du simple au composé, nous parcourrons ce tableau en le remontant.

1° La *levûre de bière* a déjà figuré dans notre tableau des Algues entophytes de l'homme, pour le cas où auraient raison les quelques savants qui la considèrent comme une Chlorospermée. La manière de voir la plus accréditée est celle qui admet que le ferment alcoolique est constitué par des spores de Moisissures. Nous avons enfin signalé une troisième opinion, d'après laquelle le grand agent de destruction des sucres ne serait qu'un corps organisé non vivant. — Cette dernière théorie empêcherait de considérer la levûre de bière comme un parasite, et cette circonstance qu'on ne la rencontre que dans des liquides porte à la même conclusion. — Quoi qu'il en soit, le ferment alcoolique a été trouvé dans le tube digestif, où il a pu être introduit souvent par la bière ; on l'a spécialement observé, en pathologie, dans des déjections cholériques. On l'a signalé aussi dans des urines diabétiques.

2° Le g. *Trichophyton* tire son nom de ce que ses espèces sont des plantes parasites des cheveux : on l'appelle aussi *Trichomyces* (champignon des cheveux). (a) Le *T. tonsurans*

MUCÉDINÉES PARASITES DE L'HOMME.

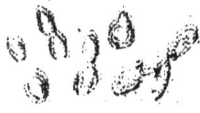

LEVÛRE
Alcoolique.

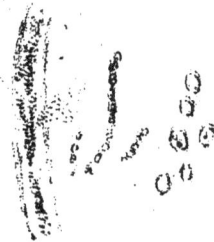

TRICHOPHYTON
tonsurans
(teigne tondante)

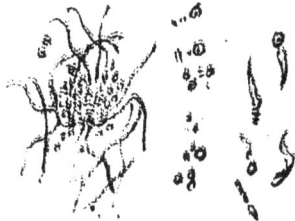

MICROSPORON FURFUR
(Pityriasis versicolor)

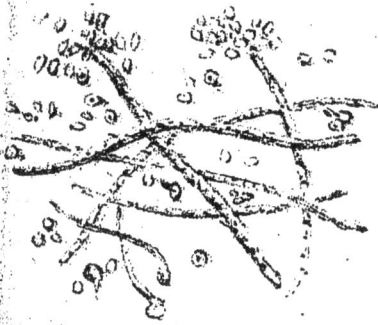

OÏDIUM ALBICANS
(Muguet)

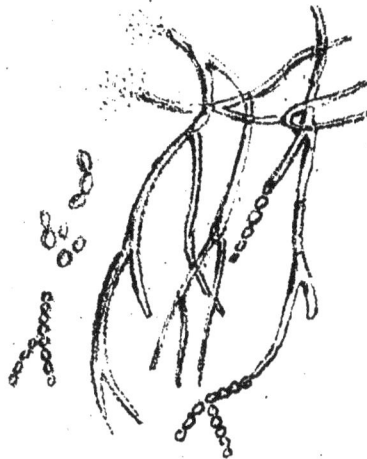

OÏDIUM PULMONEUM

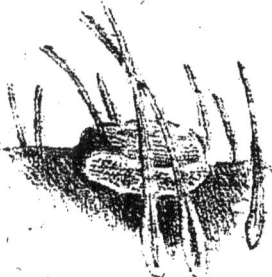

ACHORION
Schœnleini . (FAVUS)

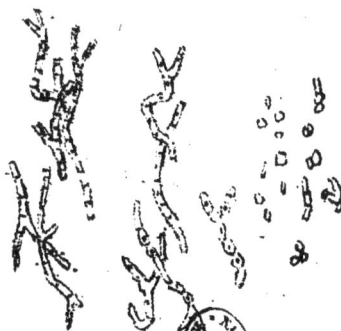

FILAMENTS du
réceptacle . . . SPORES.
FAVUS DÉROULÉ.

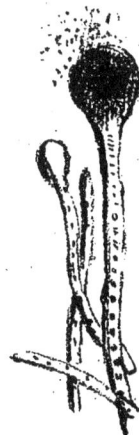

ASPERGILLUS

habite l'intérieur même du poil, paraissant à sa racine, et croissant longitudinalement dans son tube. Il est cause de la *teigne tondante* ou *rhizo-phyto-alopécie,* maladie dans laquelle les cheveux deviennent d'abord plus gros, puis grisonnent et se brisent au niveau de l'épiderme. Il existe aussi sur les chevaux, et se communique de cheval à cheval et de cheval à homme. — (b) Le *T. sporuloïdes* se trouve dans la matière visqueuse et fétide, se coagulant en croûtes, de la *plique polonaise,* maladie qui s'accompagne de douleur et d'une vive démangeaison au cuir chevelu. — (c) Le *T. ulcerum* a été rencontré sur les croûtes d'un ulcère atonique de la jambe, où il formait des taches jaunes et sèches.

3° On connaît trois espèces de *Microsporons* parasites : — (a) le *Microsporon Audouini,* causant la *phytoalopécie* ou *teigne décalvante,* maladie qui débute généralement par la tête, pouvant ensuite s'étendre aux sourcils, aux cils, à la barbe et aux poils du reste du corps ; dans cette affection, les cheveux grisonnent et se rompent bientôt au point où adhère la gaîne formée par la couche feutrée que fait le parasite autour de chaque poil ; — (b) le *mentagrophyte* ou *Microsporon mentagrophytes,* se montrant à la barbe, plus rarement au cuir chevelu, dans le follicule pileux, entre ses parois et la racine du poil, et non autour de la partie aérienne du cheveu, comme fait le microspore d'Audouin ; — (c) le *Microsporon furfur,* causant le *pityriasis versicolor,* maladie des parties couvertes, qui consiste en des taches pulvérulentes, jaunâtres, prurigineuses, parfois très grandes, suivies d'une desquamation.

4° Deux *Oïdiums* sont à mentionner : — (a) l'*albicans* ou *champignon du muguet,* d'apparence caséeuse, se montrant, chez les enfants à la mamelle, sur la muqueuse buccale, mais aussi sur les autres parties du tube digestif et même à la marge de l'anus, se montrant aussi sur ces points, chez les adultes, dans les derniers jours de la vie des phthisiques et des typhiques ; le *muguet* débute par une inflammation des voies digestives, qui rend la bouche acide par suppression de la salive ; — (b) le *pulmoneum,* trouvé dans les crachats,

cavernes et tubercules, d'un individu atteint de pneumo-
thorax.

5° L'*Achorion Schœnleinii,* seule espèce du genre, est le
porrigophyte ou *champignon de la teigne,* maladie qui ne se
montre pas seulement à la tête, qui peut accidentellement
apparaître à la face, sur le pénis et le gland, sur les membres
même. L'*Achorion* forme les godets ou *favi,* souvent traversés
par des poils. Ces *favi* sont d'abord logés sous l'épiderme
dans une dépression de la peau; mais l'épiderme, distendu
par leur grossissement, se dessèche et tombe; ils paraissent
alors à l'air.

6° On n'a observé qu'un *Aspergillus* sur l'homme, et dans
une seule circonstance : c'est l'*A. auricularis,* trouvé dans le
conduit auditif d'une enfant atteinte d'otorrhée scrofuleuse.

7° Enfin, la *moisissure vulgaire, Mucor mucedo,* forme sur
toutes les substances en décomposition de larges touffes
cotonneuses, à spores verdâtres. Elle a été observée dans la
gangrène sénile, sur divers ulcères, sur le derme dénudé des
vésicatoires chez des gens malpropres, etc. — Le genre
Mucor, d'après M. Hermann Hoffmann, aurait des relations
telles avec deux autres genres, qu'il faudrait réunir les trois
en un seul : ainsi l'*Achorion Schœnleinii* ne serait qu'une
forme du *Mucor racemosus,* et les *Mucors* ne seraient eux-
mêmes qu'une forme agame des *Saprolegnia,* champignons à
générations alternantes de la tribu des Phycomycètes, tribu
si remarquable dont ces alternances augmenteraient encore
l'intérêt physiologique.

— (H). *Les Parasites sont-ils cause ou effet des maladies des
végétaux et des animaux qui les présentent?* — Il est reconnu
que le parasitisme est la conséquence d'un état maladif amenant la faiblesse des sujets : quelque changement général
grave le précède et le provoque; c'est ainsi que le muguet, le
favus, la teigne décalvante, la teigne tonsurante, se montrent
de préférence chez les enfants ou chez les adultes mal nour-
ris. Les liquides de la bouche, normalement alcalins, deviennent acides dans le muguet. Le sang du ver à soie, qui est

aussi normalement alcalin, est acide dans la muscardine. Il y a donc un état maladif général. — Mais le parasite achève d'épuiser les sujets; on doit donc le combattre, sans oublier le traitement général, s'il est possible d'en instituer un. On améliorera déjà beaucoup en combattant le parasite seul : aussi a-t-on des récoltes de la vigne par l'emploi du soufre, bien que la plante soit toujours malade, ce qui est prouvé par l'apparition de l'oïdium l'année qui suit le traitement ou même peu après celui-ci, si le vent ou la pluie lave le soufre déposé à la surface du végétal.

— (I). *Traitement du parasitisme mycodermique.* — Ce qu'il y a de mieux à recommander à cet égard, c'est le soufre appliqué à sec ou, mieux encore, le phénol, qui réussit aussi bien ici que quand il s'agit de parasitisme sur des corps morts. Ainsi, l'oïdium de la vigne est aussi avantageusement combattu par le deuxième agent que par le premier, comme le prouve une expérience faite à Bayonne, par le regrettable Le Beuf, sur une treille, dont une moitié fut sauvée par la *chaux du gaz,* alors que la seconde moitié, non traitée, ne donna pas de récolte.

Le docteur Lemaire a préconisé contre la teigne l'eau phéniquée, ou bien le *coaltar saponiné* du pharmacien distingué que nous venons de citer. Avec de tels agents, on peut triompher du mal en renonçant tout-à-fait à la douloureuse pratique de l'*épilation;* mais il faut appliquer le remède sur tous les objets du malade, sur ses peignes, sur ses brosses, sur son oreiller, etc.

Il va sans dire que, comme traitement général, on prodiguera, en même temps, les meilleurs soins à la plante ou à l'animal, insistant notamment sur une bonne alimentation comme moyen de combattre l'épuisement causé par le parasite et de créer à celui-ci un terrain moins favorable à sa propagation.

— (J). *Plus grande fréquence du Parasitisme mycodermique à notre époque; ses causes.* — Le *Peronospora infestans,* l'*Oïdium Tuckeri,* sont des nouveautés du milieu de notre siècle. Lors de l'apparition et du développement du dernier, M. Bazin a constaté à l'hôpital Saint-Louis, comme phéno- mène concomitant, une augmentation du nombre des teigneux. M. Lemaire a assigné à ce mal une cause sociale : la fièvre du gain a, dit-il, engendré la *culture intensive,* l'*engrais* a remplacé la *jachère;* mais, comme le temps est un élément de toute chose, les végétaux *surmenés* ont été moins substantiels et, nourrissant moins bien les animaux, ont rendu ceux-ci moins vigoureux. Nous croyons pouvoir signaler une seconde cause sociale à côté de celle de notre confrère : il nous sem- ble que la *centralisation* n'est pas étrangère à la débilitation des sujets qui fait la part si belle aux Mycodermes. Obligé de laisser à de plus riches que lui les appartements les plus sains, l'ouvrier des champs qui vient à la ville abandonne le travail qu'il exécutait au grand air pour une industrie qu'il est forcé de pratiquer le plus souvent dans des ateliers ou dans des maisons bas, sombres et humides. Or, l'obscurité et l'humidité, comme la faiblesse des sujets, favorisent le déve- loppement des champignons.

— (K). *Prophylaxie du Parasitisme mycodermique.* — Pour les végétaux, l'origine des cryptogames qui les envahissent est probablement dans l'engrais, d'où les spores passent sur la plante affaiblie. Dans cette pensée, il est [bon de modifier le sol ou les fumiers par l'emploi de l'eau phéniquée ou du goudron de houille. M. Lemaire mentionne, à cet égard, un remarquable succès : de la terre coaltarée fut répandue sur la moitié d'un champ de pommes de terre, lors d'une année de maladie de ces plantes; cette moitié donna une récolte satisfaisante, alors que l'autre, à laquelle on n'avait pas touché, continua de se montrer à peu près stérile.

Les animaux seront soumis à des soins devant fortifier la santé générale. On ne saurait trop, à ce sujet, insister sur la nécessité d'une propreté irréprochable, les ordures humides déposées sur la peau étant le terrain le plus favorable à la germination et au développement des Moisissures.

Parmi les soins fortifiants qui peuvent le plus efficacement

combattre le parasitisme en général, et par conséquent le
parasitisme mycodermique aussi bien qu'un autre, nous n'ou-
blierons pas de citer l'usage d'un air pur et frais, et un
aguerrissement individuel contre les variations de la température. Nous avons exposé l'an dernier et cette année, devant
l'Académie de Bordeaux et dans deux rapports différents
auxquels cette Compagnie a donné la plus large publicité, les
remarquables résultats de sériciculture obtenus par le savant
Directeur de cette École, sur sa propriété d'Arlac, à l'aide de
magnaneries en plein air : des vers provenant de races atteintes de ces maladies parasitaires connues sous les noms de *pé-
brine,* de *flacherie*, ont vu l'affection disparaître après quelque
temps d'*élevage* hors de la serre chaude. Et M. Jeannel, l'habile
collègue dont nous regretterions tous le départ si nous étions
mûs par un sentiment exagéré d'*esprit de corps*, — après avoir
rappelé ces intéressants résultats dans une conférence qu'il
nous a donnée en guise d'adieux, — a eu la satisfaction de
pouvoir nous annoncer que la cause de la libre circulation de
l'air, — à laquelle il s'était dévoué depuis les résultats qu'il
avait constatés à Varna, lors d'une terrible épidémie de choléra subie par nos armées, — était aujourd'hui gagnée, puisque l'Administration de l'Assistance publique à Paris avait
consenti, à la demande de quelques chefs de service, à l'édification d'*hôpitaux sous la tente* destinés aux opérés.

Vous voudrez bien, Messieurs, vous rappeler de ces faits
lorsque vous aurez à donner des conseils hygiéniques aux
populations que l'avenir placera dans la sphère d'action de
votre bienfaisance.

Art. 2. — **Famille des Urédinées, Gymnomycètes, Coniomycètes
ou Ectoclines.**

Nous avons suffisamment exposé, dans la leçon générale de
Mycologie, les caractères de cette deuxième famille de Champignons. D'après l'aspect des filaments reproducteurs insérés
sur le *stroma*, on pourrait diviser les Urédinées, mais nous

avons dit combien ce serait artificiel, en Arthrosporées, Trichosporées et Cystosporées.

— Trois maladies intéressant plus particulièrement les plantes (Rouille, Charbon, Carie), trois autres intéressant ou ayant intéressé tout aussi bien les animaux (Ergotisme, Pellagre, Acrodynie), ont été rapportées à des Champignons de ce groupe.

§ I. — La *Rouille, Puccinia Graminis,* dont le nom français rappelle à la fois la couleur et le développement par l'humidité, forme des taches rouges sur la tige des céréales ou sur les feuilles des pois. Elle épuise les plantes qu'elle attaque et les rend malsaines, mais non mortelles, pour les animaux qui les consommeront. Elle est due à des circonstances atmosphériques et particulièrement à l'humidité accompagnée de brusques variations de température. Aussi n'y a-t-il rien à faire de spécial pour la prévenir. — Nous avons déjà signalé le polymorphisme de cette espèce, qui devient l'*Ecidium Berberidis* quand elle se développe sur le Vinettier.

§ II. — Le *Charbon, Ustilago carbo,* encore appelé *Nielle,* attaque les épis et les grains, à la place desquels il se met. Il n'a pas d'odeur. Il nuit moins à la qualité de la récolte qu'à la quantité, parce qu'il se disperse souvent avant la moisson. Il attaque aussi le lin, qui noircit alors dans le haut pendant qu'il jaunit dans le bas : il est appelé dans ce cas *feu* du lin.

§ III. — La *Carie, Tilletsia caries,* attaque l'intérieur du grain; aussi ne déforme-t-elle presque pas celui-ci. Elle est fétide avant d'être sèche et persiste dans le grain récolté. Le pain que donne un blé carié est gris et a une saveur sensiblement âcre et amère. — La carie se communique aux pieds qui proviennent des semences atteintes : le charbon le fait aussi parfois, mais bien plus rarement puisqu'il disparaît souvent avant la moisson. Aussi est-ce surtout contre la carie qu'est institué le chaulage ou vitriolage des semences, opération qui se pratique toutes les fois que celles-ci paraissent défectueuses ou qu'on n'est pas sûr de leur origine. Dans les autres cas, cette manipulation n'agit que parce que l'immer-

URÉDINÉES : CHARBON.

BLÉ
charbonné.

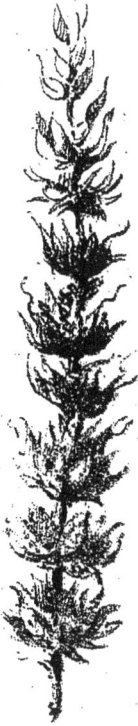

HORDEUM
distichum
charbonné.

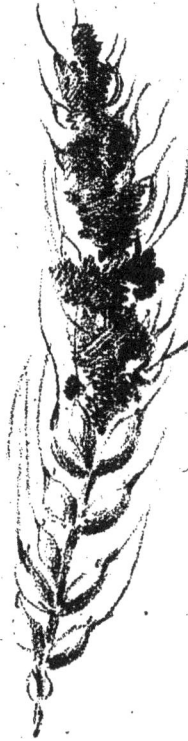

HARBON
de
avoine,
premier
état
tération.

EPI
femelle
de maïs,
complètement
déformé par
le charbon.

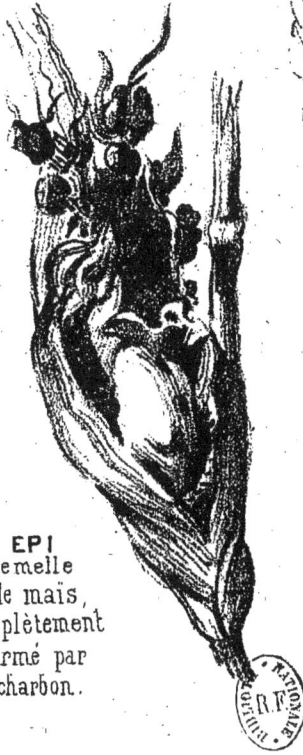

CHARBON
de
l'avoine,
dernier
état
d'altération.

sion dans un liquide excite la germination et que les pieds hâtifs sont plus vigoureux. Quand la graine est bonne, la seule préparation qui lui convienne est une simple immersion dans l'eau, qui, du reste, puisqu'elles viennent surnager, permet de séparer les semences véreuses.

— Les précautions générales qu'il conviendra de prendre pour prévenir le développement ou le retour des trois maladies de céréales dont nous venons de parler, consisteront à éviter les sols humides et à fortifier les sujets par l'exécution de bons labours, par la pratique de la rotation et des autres prescriptions d'une saine agriculture.

§ IV. — Les Urédinées ont pour caractère commun de naître sous l'épiderme et de ne montrer au dehors, par percement, que les stroma portant les filets reproducteurs. C'est aussi de cette façon que se comporte le champignon qui cause l'*ergot* du seigle, du blé et d'autres céréales. Il se développe dans l'ovaire avant l'épanouissement de la fleur : il remplace cet ovaire par un mycelium contenant des gouttes d'huile et supportant, ou ayant entre ses filaments, des spores. Quand il apparaît au dehors, dépassant les enveloppes de la fleur, le champignon durcit à sa base et devient d'un noir violet à sa surface. Il forme alors une production remplaçant le grain, production qui s'allonge et qui se recourbe un peu à la manière de l'*ergot* du coq ; d'où son nom vulgaire ; d'où encore son nom pharmaceutique de *secale cornutum*.

L'ergot est aminci à ses deux bouts ; l'inférieur adhère au centre de la fleur, à la place du hile du grain, mais ses fibres n'ont aucune continuité avec ce hile ; le supérieur est surmonté d'un corps jaunâtre ou gris, le plus souvent caduc. La surface de l'ergot est habituellement fendillée et laisse voir le tissu intérieur blanc grisâtre. La couleur noir-violet de l'ergot, quand il n'a pas encore été touché, est voilée par une mince couche blanchâtre très fugace, n'existant souvent qu'au sommet.

De Candolle considérait l'ergot entier comme un champignon remplaçant le grain : il l'appelait *Sclerotium clavus*, et

on a depuis remplacé ce nom-là par celui de *Claviceps purpurea*. Mais de Candolle n'a pas pu appuyer son opinion sur
des études microscopiques suffisantes.

Le docteur Léveillé ne considérait comme parasite que le
corps jaunâtre et caduc du sommet, qu'il appelait *Sphacelia
segetum* et qu'il pensait recouvrir le grain altéré. Mais voici
des arguments qui prouvent que l'ergot et le grain sont deux
choses bien distinctes : 1° l'angle le plus prononcé de l'ergot
est en dehors de l'épi, tandis que le sillon du grain de seigle
est contre l'axe de cet épi; 2° quand le véritable ergot est
formé, c'est à dire quand il s'est montré hors des enveloppes
florales et coloré, son mycelium intérieur s'est, par compression, transformé en parenchyme; mais les cellules de ce
parenchyme sont beaucoup plus petites que celles du grain de
seigle, et contiennent de l'huile seulement, au lieu de contenir
de l'huile et de l'amidon; 3° la composition de l'ergot rappelle
celle des champignons, car cette production contient beaucoup d'huile (et on sait qu'il y en a beaucoup dans les Moisissures) et beaucoup de *fungine* (substance spéciale sur le
compte de laquelle nous reviendrons à propos de Champignons
plus haut placés); 4° l'ergot a des propriétés vénéneuses, à
l'instar du plus grand nombre des espèces mycologiques.

C'est M. Tulasne, de l'Institut, qui a fait connaître exactement la nature de la singulière production qui nous occupe.
C'est lui qui a montré un mycelium replié sur lui-même et
des spores interposées *(première reproduction)* dans le jeune
ergot n'ayant pas encore dépassé les enveloppes de la fleur.
Le duvet blanchâtre et primordial qui couvre plus tard l'ergot
est formé par une autre couche de ces spores, que M. Tulasne
rattache encore à la première reproduction, bien que les spores
soient extérieures cette fois. Enfin, l'ergot devient le stroma
de spores nouvelles, cette fois portées par des filaments, de
sorte que l'Urédinée *adulte* est un Ectocline trichosporé :
c'est là la *deuxième reproduction* de M. Tulasne.

Quant au corps jaunâtre et caduc du sommet, *Sphacélie* de
Léveillé, il a offert au microscope des éléments de stigmate,

EIGLE
rgoté

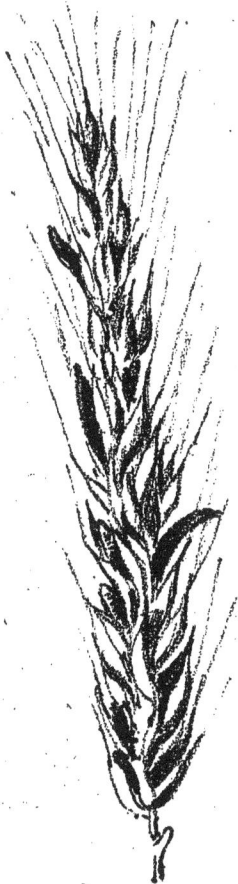

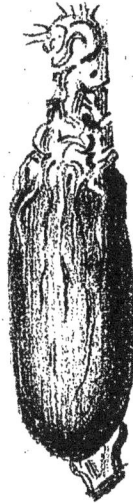

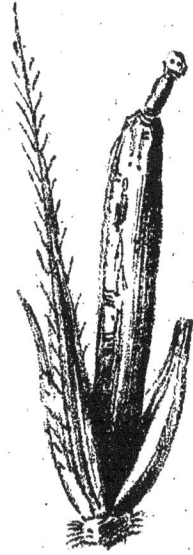

ERGOT fendillé avec Sphacélie terminale,
1ère Reproduction.

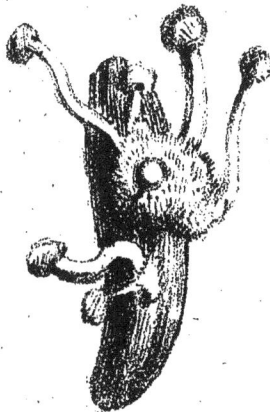

ERGOT porteur
du Claviceps
Purpurea. 2ème
Reproduction.

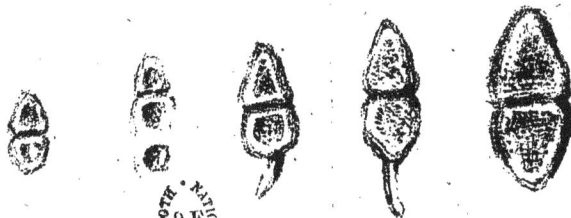

FILAMENTS REPRODUCTEURS   PUCCINIE DU FAVUS.

des éléments d'anthères, des éléments (mycelium et spores primitives) du *claviceps,* et enfin un champignon spécial, le *Cladosporium herbarum,* parasite des anthères et des stigmates de la Graminée, qui attaque spécialement toutes les parties mortes ou avortées des fleurs des céréales. Ce dernier champignon a des filaments bruns supportant des spores brunes et cloisonnées.

Au point de vue de sa composition chimique, l'Ergot offre à noter, entre autres principes et indépendamment de la fungine et de l'huile grasse qui constituent, à elles deux, plus des 4/5 de son poids, — de l'*ergotine* et de la *mycose.*

M. Bonjean, de Chambéry, a donné le nom d'*ergotine* à l'extrait aqueux : avec la composition complexe de l'ergot, ce n'est point là un principe immédiat, c'est un mélange. Quoi qu'il en soit, l'ergotine-Bonjean ne contient pas l'huile fixe (principe vénéneux); mais elle contient le ou les principes thérapeutiques du champignon. — M. Wiggers a donné le même nom d'*ergotine* à un principe immédiat vrai, insoluble dans l'eau, soluble dans l'alcool. L'ergotine-Wiggers, tout à fait différente de l'ergotine-Bonjean, est un composé ternaire n'ayant pas assez d'oxygène pour que cet élément puisse faire de l'eau avec tout son hydrogène.

La mycose, $C_{12} H_{26} O_{13}$ ou $C_{12} H_{22} O_{11}, 2H_2 O$, est un sucre identique avec la *tréhalose* du *tréhala.* (On sait que le tréhala est une coque de la fleur d'*Onopordons* du désert, coque produite par un coléoptère tétramère, le *Larinus Syriacus,* et employée en Orient dans l'alimentation.)

Mes honorables collègues des chaires de Thérapeutique et d'Accouchements vous diront, Messieurs, les services que l'Urédinée qui nous occupe rend tous les jours à l'art obstétrical dans les cas d'*inaction* et d'*inertie* de l'utérus. Mon confrère de la chaire de Pathologie externe vous citera les faits qui lui ont paru démontrer les services non moins grands que ce médicament serait appelé à rendre à l'art chirurgical. — Je vous signalerai seulement ici, en deux mots, les accidents que peut déterminer l'usage d'un pain ergoté : après des phénomènes immédiats analogues à l'*ivresse,* ce sont des phénomènes consécutifs, qui parfois peuvent ne pas se montrer, mais qui, quand ils apparaissent, revêtent deux formes, la *convulsive* ou la *gangréneuse.* La première de ces formes est contestée, notamment par Trousseau et par M. Bouchardat, qui ne considèrent pas ce qu'on a appelé l'*Ergotisme convulsif* comme dû à l'Ergot. Mais personne ne conteste l'*Ergotisme gangréneux,* qui se rapproche de la gangrène sénile et qui, d'après M. Roche, est produit par une artérite. Le pain de seigle ergoté, dit M. Joignaux dans son *Livre de la ferme et des maisons de campagne,* a laissé dans le Lyonnais, dans le Dauphiné, des souvenirs (de gangrène) qui déchirent le cœur. Dans le Nord, on ne se donne pas la peine de séparer l'ergot, et pourtant les accidents y sont rares : le poison y serait-il moins actif que dans le Midi ?

Pour éviter le retour de malheurs pareils à ceux qui ont affligé l'Est et le Sud-Est de la France, on ne saurait trop recommander le *triage à la main;* vous l'obtiendrez, Messieurs, dans les campagnes, si, animés par la passion du bien public, vous vous donnez la peine de faire comprendre au paysan que l'Ergot est une bonne fortune pour lui, qu'il vaut dix fois son *pesant* de saine semence, et qu'il y a un bien plus grand profit à le vendre au pharmacien du village qu'à le consommer. Si, par impossible et malgré l'appât de l'or, votre homme, routinier avant tout, recule devant un travail aussi minutieux et devant l'ennui d'exercer accidentellement un commerce qui n'est pas dans ses habitudes, obtenez, au moins, de lui qu'il passe sa semence au crible pour séparer l'ergot, plus volumineux que le grain, et qu'il vanne ensuite ce grain pour, profitant de la moindre densité de l'ergot, en enlever les derniers débris.

Si vos négociations pour obtenir d'un homme que n'a pas éclairé le vivifiant foyer de l'Instruction primaire, ce qu'il est lui-même le plus intéressé à accomplir, n'ont pas abouti, — ou bien si vous vous trouvez appelé au début même d'une endémie d'Ergotisme, et si les phénomènes observés par vous appellent votre attention sur les aliments du sujet, — vous reconnaîtrez le pain ergoté à plusieurs points violets qu'il présente et à une détestable saveur de *pourri* laissant à la gorge une âcreté persistante.

§ V. — La *Pellagre* a été attribuée à l'usage de maïs altéré par le *verdet, vert-de-gris* ou *verderame,* champignon du genre *Sporisorium;* ce genre est voisin du g. *Ustilago.* Mais nous devons dire que, malgré tout ce que l'on a écrit sur ce sujet, l'étiologie du *mal de la Lombardie* que notre savant compatriote Hameau sut reconnaître dans les Landes, est encore fort controversée aujourd'hui.

§ VI. — L'*Acrodynie,* ainsi nommée (ἄκρος, extrémité, et ὀδύνη, douleur) à cause des douleurs (mais sans érythème, comme dans la pellagre) que cette maladie fait éprouver aux mains et aux pieds, l'Acrodynie, dont Paris a subi une épidémie en 1828 et 1829, a été rapprochée de la Pellagre et attribuée, comme elle, à un champignon. C'est une question qu'il sera bon de reprendre si jamais se reproduit une nouvelle épidémie de cette affection.

§ VII. — Après les trois maladies plus spécialement végétales et les trois maladies plus particulièrement animales qui viennent de nous occuper, nous parlerons d'un dernier champignon parasite de l'homme, qui appartient aux Ectoclines, mais dont le stroma est représenté par des tubercules gélatineux compactes : c'est le *Puccinia favi,* qui vient, en effet, sur les *favi* constitués par le principal cryptogame de la Teigne, et qu'on doit considérer comme parasite de ce parasite, plutôt que comme parasite de l'homme, qui ne présenterait alors que des Moisissures en rapport immédiat avec son corps. Ce ne serait point, du reste, le seul exemple de *champignon sur champignon,* car il y a, entre autres espèces, une trichosporée du genre *Asterophora* que son habitat a fait appeler *agaricicola.* Cependant la Puccinie du favus a été rencontrée aussi, accidentellement, sur quelques fines squammes de Pityriasis; mais, ces squammes ne faisant réellement plus partie du corps, ce n'est pas encore là un vrai parasitisme.

ART. 3. — Famille des Hypoxylées ou Pyrénomycètes.

La division des Endothèques, en sus des Hypoxylées, comprenait les Erysiphés et les Truffes.

Nous avons déjà parlé des *Erysiphés* à propos des Généralités de mycologie ; nous avons cité les métamorphoses des Oïdiums (Moisissures), qui sont les *jeunes* des Erysiphés.

La *Truffe,* si recherchée des gourmets et à laquelle Brillat-Savarin, Pigault-Lebrun et bien d'autres, accordent des vertus aphrodisiaques, la Truffe est en train de ne plus être considérée comme un champignon. Ce serait une noix de galle souterraine produite par piqûre de *tipules,* mouches aux ailes azurées qui pénètrent jusqu'aux racines du chêne ou d'autres arbres pour y déposer leurs œufs à l'aide de leur dard. Il resterait à décider toutefois la question de savoir quelles sont les *mouches truffigènes :* malgré l'appel adressé à tous les chercheurs, dans son programme, par la Société entomologique de France, ces mouches faisaient défaut à l'Exposition d'insectes qui a eu lieu à Paris en 1865. Quoi qu'il en soit, on trouve les truffes sur les racines du chêne, du noisetier, du charme, de l'yeuse, etc., en Périgord surtout, mais aussi dans plusieurs autres provinces de la France.

Les Hypoxylées proprement dites ne sont pas absolument Endothèques, comme le serait la Truffe si la Truffe était un champignon : elles ont un réceptacle en forme de bouteille, ouvert au sommet par une *ostiole,* et contenant des thèques au milieu d'une pulpe mucilagineuse. Elles croissent sur des plantes vivantes ou mortes, le plus souvent sur des branches mortes ou vieilles.

La famille offre divers genres, dont chacun offre souvent plusieurs espèces. Nous citerons principalement parmi ces genres :

(a) le g. *Hypoxylon,* ainsi appelé (ὑπὸ, sous, ξύλον, bois) parce que ses espèces croissent sous l'épiderme ou sous l'écorce de bois morts, et qui a donné à la famille un des noms qu'elle porte ;

(b) le g. *Sphæria,* à réceptacles sphériques, et dont une espèce entomophage habituellement rare, la *S. militaris,* a été signalée par M. Durieu de Maisonneuve comme ayant arrêté, dans les Landes, une redoutable invasion des chenilles du Pin maritime dites *processionnaires,* en tuant particulièrement les chrysalides de ces Lépidoptères.

Art. 4. — Famille des Lycoperdacées ou Gastéromycètes.

Cette famille comprenait autrefois la truffe, dont nous venons de parler incidemment à propos du groupe des Endothèques. Son déplacement n'a pas d'inconvénient s'il est vrai qu'on ne doive plus la considérer comme un champignon. La Truffe déduite, les Gastéromycètes correspondent aux Endobasides.

Nous ne mentionnerons ici que les *Lycoperdons* ou *vesses de loup* (λύκος, loup, πορδη, pet, πέρδω, faire un pet), dont le réceptacle globuleux se déchire, parfois avec bruit, pour laisser passer un nuage pulvérulent de spores. Ces productions se trouvent sur la terre pendant l'hiver. Elles peuvent être, dans le jeune âge, utilisées comme amadou. La poussière de spores lancée lors de la déhiscence est noirâtre et irritante.

Le *Lycoperdon giganteum, Bovista gigantea* d'aujourd'hui, qui se trouve chez nous, a jusqu'à 0^{m}50 de diamètre; son odeur est pénétrante; il sert d'hémostatique, comme l'amadou.

Le *Lycoperdon horrendum,* qui croît en Crimée, est le plus grand des Champignons connus : il atteint jusqu'à 1^m de diamètre. Il sert dans son pays à enivrér les abeilles, afin qu'on puisse plus aisément après en récolter le miel.

Les vesses de loup sont aussi remarquables par la rapidité de leur production que par leur volume : le *Lycoperdon giganteum* se forme en une nuit et, sans hyperbole, croît par conséquent à vue d'œil. Lindley a calculé qu'il contient 47 milliards de cellules; sa durée d'évolution étant fixée à 12 heures, il a dû produire 3,916 millions de cellules par heure, soit plus d'un million par seconde. Il contient des millions de milliards de sporules : si ceux-ci pouvaient être dispersés sur tout le globe au début d'une nuit favorable, le lendemain la surface entière de la terre serait couverte de ces monstrueuses productions cryptogamiques.

ART. 5. — Famille des Hyménomycètes.

(A) 1re tribu : *Hyménomycètes Ectothèques.*

Nous arrivons peu à peu aux champignons qui ont la forme si connue (chapeau et pédicule) des organes reproducteurs.

La tribu des Ectothèques offre à signaler trois principaux genres :

1º le g. *Morille, Morchella,* à chapeau non cupuliforme et sporifère sur sa face supérieure (les spores sont contenues dans de nombreuses alvéoles formées par des nervures anastomosées);

2º le g. *Helvella,* à chapeau non cupuliforme et sporifère sur sa face inférieure (ce chapeau est, en outre, lisse et irrégulier);

3º le g. *Peziza,* à chapeau cupuliforme (et sporifère sur sa face supérieure).

Les Pezizes sont, en outre, souvent parasites d'objets faciles à voir, tels que plantes vivantes ou mortes, excréments, etc.

Certaines Pezizes ont une cupule des plus remarquables, dont le volume peut atteindre celui d'un immense pot à soupe pédiculé : telle est la *Peziza cacabus* de Java (*cacabus,* marmite, chaudron), dont la taille atteint un mètre de hauteur; sa chaudière a plus d'un demi-mètre de profondeur, plus de deux tiers de mètre de diamètre dans son ouverture, avec un pied proportionné.

Il est des Pezizes dont les couleurs sont admirables : telle est l'*écarlate, Peziza coccinea,* dont la beauté a décidé la vocation mycologique de Battarra; telle est l'*orangée, Peziza aurantia,* qui a produit sur Persoon la même résolution à la suite d'un semblable enthousiasme.

Les trois genres que nous venons de voir sont comestibles

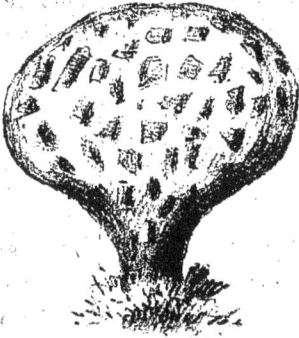

LYCOPERDON GIGANTUM.

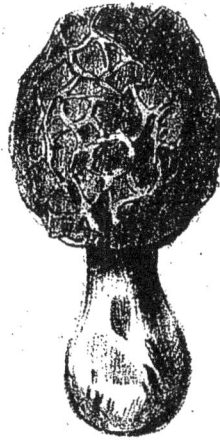

MORCHELLA ESCULENTA.

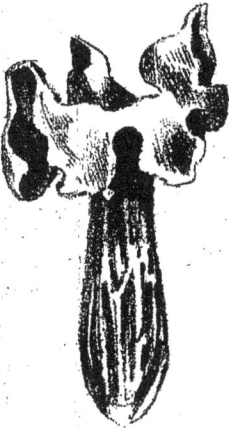

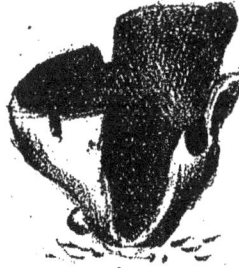

PEZIZA CEREA.

HELVELLA ESCULENTA.

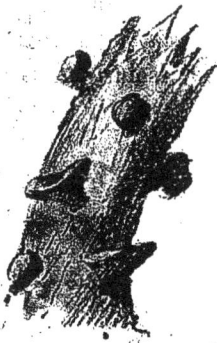

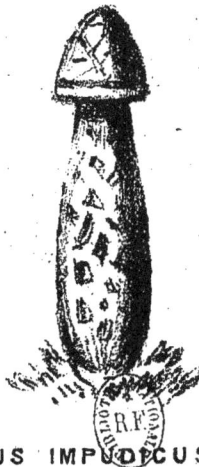

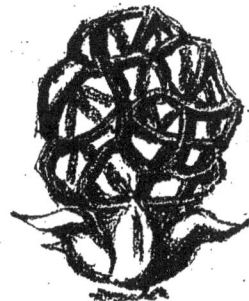

A NIGRA.   PHALLUS IMPUDICUS.   CLATHRUS CANCELLATUS

mais les Pezizes de notre pays sont généralement trop petites pour qu'on puisse en tirer parti. Il y a une *Morchella esculenta ;* c'est la *Morille commune,* qui a une odeur désagréable et est très commune, au printemps, dans les points découverts des bois calcaires, surtout aux endroits où on a fait du charbon ; vous la trouverez notamment, en quantité, aux pieds des arbres adossés contre le mur de clôture de la propriété de *Pélegrin,* sur laquelle s'édifie en ce moment l'*Hospice général ;* on mange cette espèce fraîche, ou bien on la dessèche pour la consommer pendant l'hiver. Il y a une *Helvella esculenta,* qui est surtout très abondante sur l'ancien emplacement des fours à chaux vers le mois d'avril.

M. Robert a signalé à la Société Botanique de France les relations existant entre la Morille et les Oléinées. Il a, au moins, toujours rencontré sur des racines de ces arbres (Olivier, Frênes, Troënes) la grosse variété appelée *Morchella rotunda,* et, quand il a cru la trouver sous des ormes, c'est que quelque Frêne ou Troëne était dans le voisinage et entremêlait ses racines avec celles de l'*Ulmus campestris.* C'est, du reste, sous l'Olivier qu'à Nice on récolte plus particulièrement la Morille. — Une autre variété se trouve sur les racines de Cornouiller, et ce seul habitat porterait M. Robert à en faire une espèce distincte. — Remarquons qu'il s'agit ici de parasites, et rappelons-nous que les divers arbres de cette famille des Oléinées servent aussi indifféremment de support aux Insectes vésicants.

(B) 2e tribu : *Hyménomycètes Ectobasides.*

Pour mettre de l'ordre dans l'exposition de tout ce que nous avons à dire ici, nous diviserons notre sujet de la manière suivante :

§ I. — Classification des Ectobasides et Revue des espèces pour tout ce qui est étranger à la question d'alimentation ;

§ II. — Généralités chimiques sur les Champignons supérieurs ;

§ III. — Culture de quelques Champignons comestibles;

§ IV. — De la reconnaissance des espèces pour l'alimentation;

§ V. — Effets des Champignons vénéneux; leur cause et leur traitement;

§ VI. — Moyen de rendre tous les Champignons comestibles.

§ I. — *Classification des Ectobasides et Revue des espèces pour tout ce qui est étranger à la question d'alimentation.* — La tribu des Ectobasides se divise en deux sous-tribus :

(a). Les *Asérosmés* (ἀσηρός, dégoûtant; ὀσμή ou ὀσμός, odeur), ainsi nommés parce que leur hyménium se résout en une matière visqueuse basidifère qui est tellement fétide que les espèces de ce groupe se reconnaissent souvent de loin à leur odeur cadavéreuse;

(b). Les *Idiomycètes* ou Champignons proprement dits (ἴδιος, propre; μύκης, ητος, champignon), ainsi nommés parce que le groupe qu'ils constituent comprend les espèces les plus connues du vulgaire (Champignons à pied et à chapeau).

(a) *Asérosmés.* — Cette sous-tribu offre deux principaux genres, dénommés d'après la forme des individus épanouis : 1° le g. *Phallus* (φαλλός, pénis); 2° le g. *Clathrus* (κλαῖστρον pour κλεῖθρον, clôture, grille).

1° Une espèce du genre Phallus est surtout remarquable : c'est le Satyre fétide, *Phallus impudicus* de L. Il se compose d'un pédicule long et flexible, surmonté d'une tête arrondie; il offre des alvéoles caverneuses visibles à l'extérieur, et c'est dans celles de ces alvéoles que montre la tête que se trouve la liqueur visqueuse reproductrice, qui est fétide et verdâtre. Le pédicule présente un canal central et la tête offre le plus souvent un pore terminal. Jeune, le Phallus, à l'instar de quelques autres Ectobasides, est enfermé dans une membrane désignée sous le nom de *volva;* cette membrane est blanche, et les Allemands appellent alors la production qui nous occupe *œuf du diable, œuf des sorcières*. La volva contient, en effet, un *diable* d'organe qui *fera des siennes* tout à l'heure : un beau jour, le Champignon rompt tout d'un coup son enveloppe avec un fracas presque comparable à un coup de pistolet et s'élance verticalement. Vous vous rappelez, Messieurs, ce jouet d'enfant consistant en une boîte magique dont le couvercle, quand il cesse d'être retenu, livre brusquement passage à un monstre qu'exalte un ressort en détente : telle est l'*érection* de notre Phallus, et cette érection s'explique par l'imbibition aérienne du tissu fungique, imbibition par suite de laquelle le pédicule, au contact de l'atmosphère, s'allonge et grossit à vue d'œil, à la façon d'une éponge dans l'eau. — N'en déplaise aux puritains outrés qui, par un zèle altérant la vérité, étaient allés jusqu'à vouloir faire de ce champignon une Morille, il faut bien convenir que le premier auteur du genre Phallus, — Delechamp, — a été bien inspiré dans sa comparaison. — On trouve particulièrement le Satyre dans les bois, à Pessac par exemple, dans les environs de Bordeaux, et on l'y rencontre en automne. Comme il possède un très grand nombre de spores, il infesterait les forêts si l'odeur qu'il répand n'attirait les mouches aimant le cadavre sur le liquide basidifère, qu'elles ne tardent pas à consommer. — On connaît la bizarrerie des anciens médecins, qui pensaient trouver dans la forme des végétaux une mention de leurs propriétés : pour eux, le Phallus était aphrodisiaque ; mais rien ne justifie une telle opinion.

2º Le *Clathrus cancellatus* (*Cancelli, cancellorum*, grille) ressemble aussi, quand il est jeune, à une boule blanche, à cause de sa volva. Bientôt celle-ci se rompt et montre un grillage coralloïde, composé de rameaux charnus d'un beau rouge, imitant assez bien les ramifications gothiques que l'on voit ordinairement dans la partie supérieure des fenêtres des églises. Ce grillage est pourtant quelquefois orangé, jaune ou blanchâtre, au lieu d'être rouge ; il représente le chapeau du champignon, chapeau qui est sans pédicule car il repose immédiatement sur les débris de la volva. Au milieu du grillage se trouve une gélatine fétide et sporifère. Nos paysans, pour éviter l'odeur de cette espèce, ont l'habitude de la couvrir de terre dès qu'ils l'aperçoivent : c'est ce qui explique sa rareté relative. Elle figure dans la flore de mon défunt maître Laterrade comme ayant été trouvée à Mérignac dans des haies, à Gradignan dans des bois. — Croirait-on que, dans le Midi de la France, on a constaté des empoisonnements dus à ce champignon ? Il semble que l'odeur et la prompte dissolution des Asérosmés eussent dû éloigner d'eux tout être portant le nom d'homme.

(b) *Idiomycètes*. — Cette sous-tribu, qui se distingue surtout de la précédente par l'absence de l'odeur fétide dans les organes de reproduction, comprend 11 genres, dont le tableau suivant, que nous parcourrons de bas en haut pour conserver la hiérarchie ascendante, donne les caractères distinctifs. Comme on le verra par ce tableau, qui ne parle pas du stipe ou pédicule, la présence, l'absence ou le plus ou moins de développement de cet organe, n'a pas une très grande importance.

Tribu.   11 genres.

1° Les *Trémelles* offrent, en général, des basides mono-

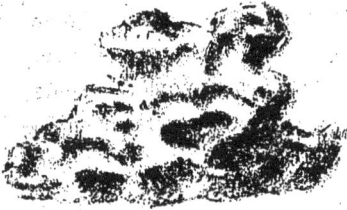

TREMELLA CHRYSOCOMA.

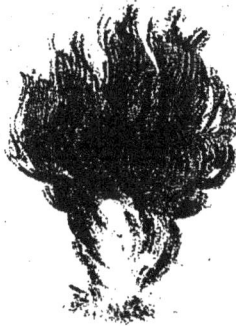

CLAVARIA
Coralloïdes.

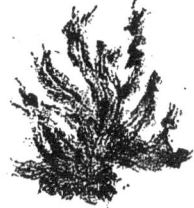

CLAVARIA
Amethystina.

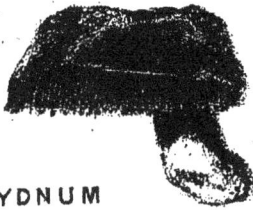

HYDNUM
Repandum.

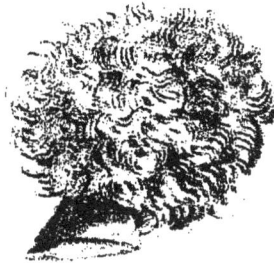

HYDNUM CAPUT MEDUSŒ.

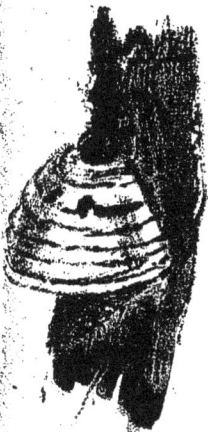

POLYPORUS
Officinalis.

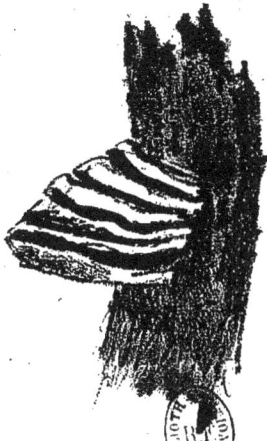

POLYPORUS
Fomentarius.

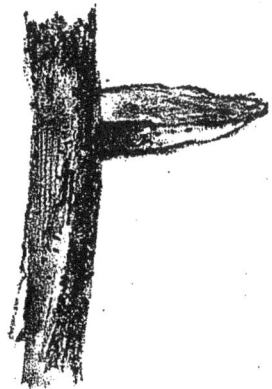

POLYPORUS
Sulfureus.

spores. Il en est de colorées. Ne pas confondre la *Tremella nostoc* de L. avec le *Nostoc commune*, qui est une Algue chlorospermée se montrant, comme le champignon, après la pluie et spécialement après la pluie d'orage.

2° Les *Clavaires* ont toute leur surface garnie par l'hyménium, et celui-ci porte des basides à 2 spores. La *barbe de chèvre*, *Cl. coralloïdes*, est blanche ou jaune ; la *Clavaria amethystina* possède la couleur que rappelle son nom spécifique.

3° Chez les *Hydnes*, le nom qualificatif *erinaceus* et le nom vulgaire *hérisson* (*erinaceus*, hérisson) d'une espèce, rappellent le caractère du genre. — Une autre espèce a ses pointes longues et recourbées, imitant des cheveux qui s'étaleraient sur la partie supérieure renflée du champignon : elle tire de là son nom de tête de Méduse (*Hydnum caput Medusæ*). C'est probablement du renflement supérieur de cette espèce que vient le nom générique, car ὕδνον veut dire *bosse, tumeur*. — Quelques grandes Hydnes peuvent servir d'*étrille* et portent le nom de cet ustensile d'écurie.

4° Le *Merulius destruens* est le fléau des pièces de bois de la cale des navires. On prévient cette pourriture sèche en imprégnant le bois de matières caustiques, ou mieux en aérant la cale. La qualification de *Phlébophorés* donnée aux Mérules vient des veines (φλὲψ, φλεϬός) que porte (φορεῖν) leur chapeau à sa face inférieure.

5° Dans le g. *Polyporus* (plusieurs pores), nous mentionnerons particulièrement ici les espèces *officinalis, igniarius, fomentarius, sulphureus, tuberaster* et *suaveolens*.

Le *P. officinalis* est aussi appelé *puryans* à cause de ses propriétés cathartiques, *laricis* parce qu'il vient particulièrement sur le mélèze (*Larix Europæa*); on le rencontre pourtant au pied d'autres Conifères. Le même habitat et la forme sont rappelés par le nom français de *sabot du mélèze :* le champignon n'a pas de pédicule, adhère à l'arbre par le côté, et ce côté adhérent est, en général, chez les Polypores, creusé en arc concave par le tronc de l'arbre, ce qui donne à la production fungique la forme d'un quartier de lune, d'un *sabot* de cheval.

L'Idiomycète qui nous occupe porte dans les officines le nom d'*Agaric blanc :* le mot *agaric* était jadis généralement employé pour désigner les Champignons ; le mot *blanc* vient de la couleur du Polypore commercial, couleur due à ce qu'il est dépouillé de sa pellicule brunâtre à anneaux jaunes. Le *P. officinalis* est un drastique peu usité aujourd'hui, qu'on employait particulièrement contre les sueurs des phthisiques, dans les cas évidemment où le malade n'était pas atteint de diarrhée. Ce médicament doit ses propriétés à une résine âcre abondante.

Tous les Polypores pourraient donner de l'*amadou, ignia-rium* en latin (de *ignis,* feu), substance excellente pour prendre feu au contact d'une étincelle et pour conserver ce feu. D'autres Champignons conviennent pour le même usage : nous avons déjà cité les Lycoperdons. Des végétaux supérieurs à tiges, feuilles ou fleurs, munies de duvet, ont la même destination dans divers pays : il convient surtout de citer à ce propos les fleurs des Composées, dont l'aptitude pyrogénique est due aux poils de l'involucre, aux soies du réceptacle ou aux aigrettes des semences. La cellulose des fibres textiles peut, dans certaines conditions, remplacer celle des poils, soies ou aigrettes : c'est ainsi que les gens de la campagne emploient comme combustible, dans le briquet, de vieux chiffons auxquels ils ont mis le feu et qu'ils ont éteint avant leur entière consomption. — Mais ce sont le *Polyporus ignia-rius* et le *P. fomentarius* (*fomentum, i,* matière pour allumer le feu) qui servent, vu leur fréquence et leur volume, à faire l'*amadou proprement dit*. Le premier est plus spécialement employé, comme le rappelle son nom spécifique latin et son nom français d'*amadouvier ;* le produit qu'il donne est pourtant inférieur à celui que fournit le *P. fomentarius*. L'Ama-douvier est encore appelé *Agaric de chêne,* quoiqu'il vienne aussi, comme le *P. fomentarius,* sur le hêtre, le marronnier, le saule, le peuplier, sur des pommiers, sur des poiriers. On lui a aussi donné le nom d'*Agaric des chirurgiens* (nom qui conviendrait également, comme les précédents, au *P. fomen-*

tarius), parce que, non imprégné de AO_3K (comme l'est l'amadou à brûler), il fonctionne mécaniquement, par pression, comme hémostatique des petits vaisseaux : c'est lui ou son frère que M. Dieu reconnaît dans ces vers de Delille :

> « Le puissant Agaric, qui du sang épanché
> » Arrête les ruisseaux, et dont le sein fidèle
> » Du caillou pétillant recueille l'étincelle. »

Les deux espèces amadouvières ont été confondues par Richard, par MM. Gillet et Magne, sous le nom de *Polyporus ungulatus,* nom qui laisse à désirer puisque l'Agaric blanc ressemble tout autant que ces champignons-là au sabot des Ungulés Solipèdes. — Pour faire l'amadou ordinaire, on enlève la peau des individus récoltés et on feutre sous le marteau la substance celluleuse : on a ainsi de larges lames constituant l'*Agaric des chirurgiens,* et avec lesquelles s'habillent parfois en Allemagne les paysans de la Franconie. On achève la préparation industrielle en trempant à plusieurs reprises ces lames dans de l'eau salpêtrée.

Le *Polyporus sulphureus,* qui croît dans les cicatrices du hêtre, du chêne et du mérisier, est employé en teinture : il a, en effet, une couleur jaune sur la face inférieure, orangée sur la face supérieure. On a reconnu dans son tissu la présence de l'acide oxalique.

Le *P. tuberaster* de l'Italie du Sud, qui vient sur les hauteurs, principalement dans les cendres volcaniques, enveloppe la terre de son mycélium (ce que font les autres Champignons, mais pas au même degré) et produit des mottes qui sont parfois énormes puisqu'elles peuvent atteindre le poids de 50 kilos. La cassure de ces mottes est tubéracée, c'est à dire semblable à celle de la truffe (*tuber* en latin), — les parties noires étant composées d'un ancien mycélium putréfié et les blanches d'un mycélium nouveau : c'est de cette apparence que vient le nom spécifique du Polypore. Les mottes dont nous parlons constituent la *pierre à champignons, Pietra fungaja* des Italiens, *Lapis fungiferus* des anciens Auteurs latins, ainsi appelée parce que, pour peu qu'on l'arrose, elle ne tarde pas à montrer, en divers points de sa surface, des pédicules dont le chapeau, d'abord globuleux et contenant alors un suc aigrelet (probablement encore Acide oxalique), ne tarde pas à s'élargir et à devenir alors un vrai chapeau de champignon.

Le *Polyporus suaveolens* sert à parfumer, en Laponie, les jeunes fiancés qui vont *faire leur cour* après le labeur de la journée.

6° *Fistulina* est un diminutif de *fistula,* qui veut dire tuyau : c'est sans doute une allusion aux petits tubes distincts que porte sur sa face inférieure le chapeau de l'espèce unique. Cette espèce est la *F. hepatica*, dont le nom spécifique (ἧπαρ, ἥπατος, foie) et le nom français de *foie de bœuf* viennent d'une comparaison que le volume de la production fongique est seul à ne pas justifier. J'aime mieux le nom latin de *F. buglossoïdes* et le nom français de *langue de bœuf* qui n'en est qu'une traduction, bien qu'encore le poids maximum du champignon soit de 3 livres, alors que celui d'une langue de bœuf est de 3 kilos. La Fistuline est encore appelée *Hypodrys* à cause de sa venue habituelle au pied (ὑπὸ, au-dessous de) du chêne (δρῦς, δρυός). Mais cet habitat n'est pas exclusif, l'espèce se rencontre aussi sur la racine de vieux châtaigners. Cette espèce, réduite aussi à un chapeau, est rouge à sa face supérieure, blanchâtre à l'inférieure : la première de ces faces est visqueuse, d'où un autre nom français, celui de *Glu de chêne*.

7° Plusieurs *Bolets* (βωλίτης, ου) changent de couleur quand on les coupe : le plus souvent, leur chair devient bleue. Cela se voit surtout chez les *B. perniciosus, luridus* ou *rubeolarius,* chez le *B. lacteus* de Léveillé, chez l'*Indigotier, B. cyanescens,* qui tire de là ses noms (κύανος, bleu). Schönbein expliquait cette altération à l'air par la présence d'une résine semblable à celle de gaïac, et par celle d'une matière azotée soluble qui, polarisant l'oxygène de l'air (O ordinaire), le change en antozone $\overset{+}{\text{O}}$ et en ozone $\overset{-}{\text{O}}$, ce dernier produisant alors ici la coloration qu'il fournit avec la résine de gaïac. Ce principe azoté soluble est plus répandu que la résine, car la teinture de gaïac bleuit quand on la verse sur la blessure fraîche d'un champignon ne se colorant pas à l'air. — Schönbein expliquait d'une manière analogue la coloration que prend, après quelque temps, la chair de plusieurs fruits coupés. Berkeley explique aussi par l'ozone l'altération des Bolets; mais M. Bertillon a pu obtenir celle d'une espèce en la coupant dans de l'eau ayant longtemps bouilli, et M. Letellier en a obtenu dans l'hydrogène, dans l'acide carbonique. On peut donc dire de la théorie qui fait intervenir l'ozone, ou qu'elle n'est pas exacte, ou qu'elle n'est pas générale.

8° Le genre suivant, genre de passage qui n'est ni lamellifère, ni tubulé, mais qui est l'un et l'autre, de sorte qu'en observant sa face inférieure on ne s'y reconnaît pas d'abord, est pittoresquement appelé *Dædalea*. — Le *Dædalea suaveolens,* blanc, à odeur de violette, venant sur les saules dans le Nord, se rapproche du *Polyporus suaveolens.* Sa saveur est acidule, un peu amère. Il a été recommandé dans certaines affections nerveuses. — Le *Dædalea quercina,* qui vient sur le chêne *(Quercus)* et sur les vieux bois de charpente, est appelé *peigne de loup, étrille,* et peut, en effet, servir comme peigne ou étrille. Car les Dædalées sont voisines des Polypores : comme eux, elles sont troncicoles et à chapeau sessile; comme eux, elles ont généralement le tissu coriace et les lames ou tubes adhérents au chapeau; de sorte qu'après la destruction de l'hyménium, la partie persistante du chapeau figure bien d'un côté une étrille d'écurie. Ce nom d'*étrille* a été aussi donné, nous l'avons vu, à de grands Hydnes, qui, par leurs pointes, peuvent en jouer le rôle.

9° Le genre *Cantharellus* tire son nom de κάνθαρος, coupe, parce que son chapeau, d'abord convexe, se creuse ensuite en entonnoir. Ses basides sont généralement tétraspores, comme il advient chez le plus grand nombre des Idiomycètes; mais chez la *chanterelle, Canth. cibarius (cibarius,* relatif à la nourriture, alimentaire), nommée encore *gallinasse (Gallus,* coq) parce que la marge de son chapeau se plisse en lobes comme la crête d'un coq, on a trouvé des basides à 6 spores.

10° Le genre *Agaricus* (ἀγαρικόν) est considérable. On l'a divisé en 10 sous-genres, savoir :

Pleuropes (πλευρά, côté ; *pes, pedis,* pied) ; pédicule excentrique, latéral ou nul. Ex. : *Ag. ostreatus, stypticus, olearius.* Ce dernier tire son nom de la plante (olivier) sur laquelle il vient ; ses lames sont phosphorescentes et constituent le seul exemple d'un être lumineux parmi les plantes. Cette particularité devait se rencontrer de préférence chez un Champignon, puisque les champignons respirent à la façon des animaux.

Coprinus (κόπρος, excréments) ; ce nom rappelle que les Coprins viennent, en général, sur les excréments, et qu'ils sont eux-mêmes excréments, puisque leurs lames, dont la couleur noire est due à celle des sporules qu'elles portent, se fondent bientôt en une eau noire dégoûtante. Témoins les trois Coprins que voici, dont les noms spécifiques sont caractéristiques du groupe : *ephemerus, deliquescens, atramentarius.* Les Coprins ont le chapeau membraneux et en éteignoir quand il est entier, le pédicule généralement long et fistuleux.

Mycena : mot sans valeur propre, car il vient probablement de μύκη, champignon. Ce sous-genre, moins caractérisé que d'autres, peut cependant assez bien être rapproché du précédent ; le chapeau est encore ici membraneux et convexe, le pédicule long et fistuleux ; mais les lames ne se fondent pas en une eau noire. Ex. : *Agarici urens, nigripes, clavus.*

Pratella. Chapeau charnu. Lames nébuleuses (c'est à dire tachetées), puis noircissant comme chez les Coprins, mais sans se fondre. Ex. : *Ag. nigricans,* dont le nom spécifique rappelle le caractère du sous-genre ; *Ag. edulis* ou *campestris,* dont les diverses variétés noircissent dans la vieillesse ; *Ag. amarus.* C'est peut-être bien de l'*Ag. campestris,* origine du *Champignon de couche* et qui est l'espèce la plus répandue du groupe, que vient le nom du sous-genre (*Prata,* les prés).

Lepiota. Les Agarics de ce groupe portent vers le haut du pédicule une collerette membraneuse, appelée *anneau,* qui provient de la déchirure d'un *velum partiale* ou *velum* qui protégeait les lames. Cet anneau plus ou moins déchiré, qui figure des espèces d'écailles lamelleuses (λεπίς), existe aussi chez quelques Coprins, chez l'éphémère par exemple ; mais il n'y a pas de fusion des lames chez les Lépiotes. Cet anneau existe aussi chez le *Pratella edulis* ou *campestris ;* mais les lames ne sont ni nébuleuses, ni noires, chez les Lépiotes. Exemples de Lépiotes : *Ag. annularius,* espèce dont l'adjectif rappelle le caractère du sous-genre ; *Ag. procerus ; Ag. clypeolarius ; Ag. attenuatus* ou *Pivoulade* de Montpellier, espèce qui vient là sur de vieilles souches de Salicinées.

Cortinaria (*Cortina, cortinæ,* rideau, tenture). Espèces annelées comme les précédentes et se distinguant de la même manière des Coprins et des Pratelles, mais à *velum partiale* arachnoïde, ayant plus particulièrement laissé ses débris sur les bords du chapeau ; ce sont ces débris qu'on appelle *cortine.* Ex. : *Ag. russula, Ag. violaceus.*

Lactaria. Lames fournissant un *latex,* c'est à dire un suc laiteux ou coloré, lequel possède une saveur âcre. Ex. : *Ag. acris* ou *piperatus ; Ag. zonarius ; Ag. necator ; Ag. pyrogalus.*

Omphalia et *Russula* (ὀμφαλὸς, ombilic). Chapeau ombiliqué et Lames *décurrentes* (c'est à dire formant, des bords du chapeau au pédicule, un tronc de cône à sommet inférieur) ; — *ou bien* Ombilic pointu (il y a des nombrils qui sont saillants au lieu d'être concaves), mais marqué par une couleur différente de celle du chapeau (Ex. : *Ag. aureus*). — Tels sont les caractères communs aux deux sous-genres. Voici maintenant les différences qui existent entre eux : — (α) Les *Omphalies* ont un chapeau à ombilic réel (c'est à dire déprimé), creusé parfois jusqu'à posséder la forme d'entonnoir (Ex. : *Ag. infundibuliformis*) ; d'autres champignons (par exemple le *Lactaria acris*) sont infundibuliformes, mais ils appartiennent aux sous-genres précédents et sont par conséquent déjà distingués. Les Omphalies ont, en outre, leurs lames inégales, soit comme longueur, soit comme largeur (Ex. : *Ag. infundibuliformis*), et elles possèdent une saveur agréable. Ex. : *Agarici infundibuliformis, tigrinus, Neapoli-*

tanus. — (β) Les *Russules* ont un chapeau à centre tóújours moins déprimé, mais déprimé (Ex. : *Agarici furcatus, emeticus, sanguineus, alutaceus* ou *virescens*), ou bien à centre pointu, mais d'une couleur spéciale (Ex. : *Agaricus aureus*). De plus, les Russules ont leurs lames égales et une saveur le plus souvent âcre. Plusieurs sont rouges (*sanguineus, alutaceus*) ou rougeâtres (une des formes de l'*emeticus*), d'où le nom du sous-genre (*russula*, rougeâtre).

Gymnopes (pied ņu). Type général des Agarics sans anneau : pédicule plein et de longueur moyenne, chapeau charnu et convexe. Ex. : *Agarici fusipes, albellus, tortilis, eburneus, nebularis, sulfureus, virescens, palomet, anisatus, alliatus*.

Il serait très facile, après ce que nous venons de dire, de mettre, dans l'ordre ci-dessus, ces 10 sous-genres sous forme de tableau. Nous ne le ferons pas : ce serait nous répéter et allonger inutilement une exposition analytique qui, si elle est utile, ne doit pas avoir grand attrait pour vous. Vous remarquerez que, vers la fin de la classification que nous venons d'exposer, les caractères distinctifs sont moins nets, et que les sous-genres les plus accentués sont les suivants : Pleuropes, Coprins, Pratelles, Lépiotes (mis ainsi après les Coprins et les Pratelles), Cortinaires et Lactaires.

La division du genre Agaric que nous venons d'exposer, est un peu artificielle. M. de Seynes l'a remplacée par une autre, que vous trouverez à peu près exactement reproduite à l'article *Champignons* du *Nouveau Dictionnaire de médecine et de chirurgie pratiques* édité par MM. J.-B. Baillière et fils. Nous disons *à peu près*, parce que l'auteur de cet article, M. Léon Marchand, a fait subir à la classification de M. de Seynes une modification ayant pour but de redonner au genre *Agaricus*, qui avait été considérablement réduit, ses anciennes limites, limites indiquées plus haut dans le tableau des genres de la tribu des Ectobasides Idiomycètes.

Nous ne pouvons vraiment pas mentionner dans un cours les caractères donnés par M. Marchand pour ses 25 sous-genres d'Agarics : d'une part, un Cours n'est pas une Flore ;

d'autre part, M. de Seynes, des travaux duquel s'est inspiré
l'auteur de l'article du *Dictionnaire*, a voulu faire une classification vraiment naturelle, et de telles classifications, réglées
sur le vieil adage *Natura non facit saltus,* ne se prêtent pas
à l'édification de tableaux synoptiques pouvant légitimer
notre intervention comme professeur. Nous n'exposerons
donc que quelques généralités, après lesquelles nous vous
renverrons, pour les déterminations que vous pourriez avoir
à faire, à l'ouvrage cité plus haut, que vous trouverez du
reste dans toute bibliothèque médicale de quelque importance.

Nos néo-mycologistes divisent les Agarics en 2 groupes
d'après la couleur des spores vues en masses, et cette couleur, celle qu'on observe au microscope et qui est souvent
différente, ainsi que la forme des spores, sont choses notées
avec soin pour chaque sous-genre. On comprendra l'importance d'une classification, voire même d'un essai de classification, reposant sur les spores, quand on saura que ces
séminules, comme l'a prouvé M. Boudier, résistent à l'action
de l'eau bouillante et à celle de l'appareil digestif, de sorte
qu'elles se retrouvent intactes ou à peu près dans les matières
fécales.

M. de Seynes a appelé *leucospores* (λευκὸς, blanc) les Agarics
à spores blanches ou d'un blanc qui est légèrement jaunâtre
ou orangé, et *chromospores* (χρῶμα, couleur) ceux dont les
spores sont décidément colorées, c'est à dire possèdent une
couleur qui va, — comme le dit M. Bertillon dans l'article
Agaricinées du *Dictionnaire encyclopédique des Sciences médicales* de MM. Masson et Asselin, — depuis le rose tendre
(mais toujours un peu terne à cause de la pulvérulence)
jusqu'au brun et au noir.

Les *Agarics leucospores* comprennent 14 sous-genres *(Lepiota,
Armillaria, Tricholoma, Hygrophorus, Clytocybes, Pleurotus,
Mycena, Omphalia, Panus, Lentinus, Marasmius, Collybia,
Lactarius, Russula)*, dont on trouvera les caractères pages 33
à 46 du tome VII du *Dictionnaire* de MM. J.-B. Baillière et fils.

Les *Agarics chromospores* comprennent 11 sous-genres *(Montagnites, Coprinus, Coprinarius, Pratellus, Derminus, Bolbitius, Cortinarius, Gomphidius, Paxillus, Crepidotus, Hyporhodius)*, dont on trouvera les caractères pages 22 à 26 du même tome. Disons seulement que *Montagnites*, qui tire sans doute son nom de l'illustre cryptogamiste Montagne, a pour caractère spécial de n'avoir pas de chapeau : ses lames sont fixées au haut du pédicule.

11° Enfin les *Amanites* (ἀμανίτης, ου) sont les *Agarics à bourse ou volva* (*velum universale* de Fries). Mais il faut avec soin, et à la loupe si c'est nécessaire, rechercher les débris de cette enveloppe générale, lesquels ne sont pas toujours très prononcés. On les cherchera au bas du pédicule, ou bien sur le chapeau, où ils se montrent souvent sous forme de pellicules adhérentes. En général, et heureusement, une sorte de débris est d'autant plus marquée que l'autre l'est moins.

Les Amanites se divisent en 5 groupes : *chromosporæ, invaginatæ, involutæ, circumcisæ, obliteratæ.* — Les Amanites *chromospores* constituent le genre *Volvaria* de M. de Seynes. Chez les *Engaînées* et *les Involvées,* la volve se rompt au sommet et laisse normalement le chapeau nu et le pied dans un sac; mais les *Invaginatæ* ou *Engaînées* n'ont pas de collier ostensible, et ce caractère est partagé par les Volvaires, — tandis que les *Involutæ* ou *Involvées* ont un collier ou anneau toujours manifeste, caractère qui est partagé par les *Circoncisées* et les *Oblitérées.* Chez les *Circumcisæ,* la volve, rompue circulairement de bonne heure, laisse le chapeau couvert de verrues manifestes, ce qui n'empêche pas un sous-groupe de présenter en même temps un pied bordé. Chez les *Obliteratæ,* la volve est floconneuse ou farineuse, de sorte que le chapeau, après qu'elle est rompue, n'offre que quelques rares macules farineuses, bientôt disparues; ce groupe ne possède que 4 espèces, rares et à propriétés inconnues; nous n'en reparlerons plus. — Les 4 lots d'Amanites leucospores ont été faits et dénommés par M. Bertillon.

§ II. — *Généralités chimiques sur les Champignons supérieurs.* — Les Champignons contiennent environ 90 0/0 d'eau.

Les cellules des Champignons supérieurs, et peut-être bien aussi de tous, sont formées par une substance spéciale, la *fungine,* qui se distingue de la cellulose en ce qu'elle est azotée et sulfurée, soluble dans SO_4H_2 concentré en noircissant, soluble dans l'acide azotique et dans la potasse. Il est probable qu'il y a pourtant aussi, avec elle, un peu de cellulose.

Braconnot a extrait du suc d'un grand nombre d'espèces un acide incolore, déliquescent, incristallisable, qu'il a appelé fungique ; il paraît exister à l'état de *fungate de potasse.* Il a rencontré dans diverses espèces un autre acide qu'il a appelé bolétique, mais dont on a depuis démontré l'identité avec l'*acide fumarique* ou *paramaléique*
$$\begin{array}{l} CH\,(CO.\,OH)' \\ \| \\ CH\,(CO.\,OH)' \end{array}.$$

On a trouvé de la *mannite* dans des espèces des genres Clavaria, Cantharellus, Agaricus.

Des *matières sucrées* et *gommeuses,* des *huiles grasses,* de l'adipocire, ont été aussi rencontrées.

Nous avons signalé, à propos des Polypores, la présence de l'*acide oxalique* dans une espèce, d'une essence d'odeur agréable dans une autre ; à propos des Bolets, la présence d'une *résine* analogue à celle de gaïac et d'une *matière azotée soluble spéciale.*

Nous parlerons bientôt des *principes actifs* de quelques Champignons vénéneux.

§ III. — *Culture de quelques Champignons comestibles.* — Nous parlerons ici tout d'abord du *Pratella edulis* (*Agaricus campestris* de L.), qui est l'objet d'une culture lucrative et d'une culture d'agrément. Nous signalerons ensuite diverses espèces qu'on fait venir dans les Landes, à Montpellier, à Naples et à Amboine.

1° Le *Pratella edulis,* espèce la plus importante au point

de vue qui nous occupe actuellement, exige une température de 10 à 12° et une humidité modérée. Le fumier de cheval est le *substratum* qu'on recommande de préférence; il est plus chaud que le fumier des ruminants, et c'est là son principal mérite, car il n'est pas indispensable, si le milieu dans lequel on opère possède une température suffisamment élevée. Si l'humidité n'est pas assez grande, les champignons viennent plus vite, mais sont moins beaux. La lumière est plutôt nuisible qu'utile, et c'est là ce qui explique la rareté relative des espèces mycologiques pendant l'été. Les orages sont également nuisibles.

La culture de l'*Agaricus campestris* est pratiquée par les maraîchers et par les *champignonnistes;* on réserve ce dernier nom pour les industriels qui opèrent dans des pièces obscures.

Les *maraîchers* construisent, avec du terreau et du fumier bien fermenté, des meules qui sont à dos d'âne, pour que la pluie glisse plus facilement sur elles. Ces meules sont arrosées, puis *lardées,* c'est à dire pénétrées de *mycelium* ou *blanc de champignon* qu'on met dans des trous alignés tout autour vers la base. Une *chemise* de paille les abrite ensuite contre le froid et contre la lumière. Après quelque temps, on *gopte* la meule, c'est à dire qu'on la recouvre, après mouillage et par *plaquaison* à la pelle, d'un mélange de terre et de terreau, au-dessus duquel on remet la *chemise.* La récolte commence un mois après; elle se fait tous les deux jours, et pendant deux ou trois mois, si les meules ont une largeur et une hauteur de 0m66.

Les *champignonnistes* opèrent de même; mais, dans les caves, catacombes ou galeries de carrières à plâtre, où ils s'installent, la *chemise* est complètement inutile.

Les avantages de cette dernière culture sur l'autre sont : de pouvoir produire à plus bas prix, le terrain étant moins cher, l'obscurité naturelle; d'avoir une humidité plus égale; d'éviter l'action pernicieuse de la foudre. Mais les champignons des caves sont moins blancs et moins beaux que ceux des maraîchers ; ils sont plus sujets à une maladie appelée *maule,* qui couvre le chapeau de verrues, dénature les feuillets et rend l'odeur désagréable. Les deux industries ont donc, l'une et l'autre, une existence assurée : leur rendement est immense ; les avances qu'elles exigent sont parfois considérables (on citerait aisément des champignonnistes dont le fonds de roulement dépasse 60,000 fr.). Le *Pratella campestris* est peut-être le seul exemple d'un aliment qui sorte de Paris (car on l'expédie au loin), au lieu d'y être apporté.

Au lieu d'incorporer le mycélium, on pourrait semer les spores ; il faudrait pour cela arroser les *couches* avec de l'eau dans laquelle on aurait fait macérer des Pratelles ; mais ces *couches* produiraient moins. L'opération que nous venons de décrire peut servir à préparer le premier *blanc,* à l'aide du champignon cueilli dans les champs, si mieux on n'aime prendre la terre mycéliée de ce champignon naturel.

Le vieux *blanc* des meules usées sert à fabriquer du *blanc* neuf ; on creuse pour cela une fosse de 0^m66 de profondeur, au fond de laquelle on place ce vieux *blanc ;* on le recouvre de 0^m25 à 0^m30 de fumier pulvérulent bien fermenté ; on piétine sur ce fumier, on met au-dessus la terre qu'on a extraite en creusant la fosse, et on piétine aussi sur cette terre. En moins d'un mois, tout le fumier est devenu du blanc de champignon ; il n'y a qu'à le découvrir et à le débiter en briquettes, qui, séchées, se conservent fertiles pendant plusieurs années. Je vous présente ici un morceau de ce fumier *moisi* sec, que je dois à l'obligeance de M. Catros-Gérand.

Le docteur La Bordette se passe de fumier pour la culture de la Pratelle des champs ; il pulvérise et met en tas des plâtras de démolition, au-dessus desquels il étend, sans autre engrais, une couche de nitrate de potasse imprégnée de spores ; une petite épaisseur de terre végétale abrite le tout, et il prétend ainsi récolter indéfiniment une variété de l'*Agaricus edulis* qu'on peut bien appeler *Agaric géant* si chaque chapeau pédiculé pèse, comme le dit l'inventeur du procédé, 600 grammes en moyenne.

On peut cultiver des *champignons de couche* dans les appartements. On place de la bouse de vache sèche dans une caisse qu'on glisse ensuite sous un meuble, ou bien dans un tiroir de meuble; on l'humecte avec un peu d'eau nitrée; on ajoute un peu de terre, et on tasse en piétinant; on met au-dessus une couche d'un mélange de *blanc,* de terre et de bouse, et on recouvre le tout de 0^m03 ou 0^m04 de terre; il faut ensuite arroser modérément de loin en loin, et, au bout de quarante jours environ, on peut commencer à faire une récolte, qui sera abondante. Mais, si cette fabrication de champignons domestiques a quelque chose d'attrayant, elle n'est pas sans inconvénients : d'une part, on a grandes chances de salir la pièce en préparant ou en pratiquant les arrosages, et, d'autre part, le tiroir ou la caisse est un centre d'attraction pour les cloportes, scolopendres et autres insectes avides d'humidité.

Nous avons tenu à vous donner, Messieurs, des détails un peu étendus sur la culture du *Pratella edulis,* non seulement à cause de l'attrait de curiosité que possède une pratique fort peu connue chez nous, mais encore à cause de l'intérêt scientifique et parfois professionnel qu'elle présente. Vous avez sans doute déjà rapproché la culture-par-mycelium du bouturage ou du marcottage des végétaux supérieurs, et la culture-par-spores du semis. Quant au procédé-La Bordette, vous avez dû reconnaître en lui l'analogue de la méthode de culture des Phanérogames de M. Georges Ville, culture par les engrais minéraux, que nous avons exposée en traitant de la Physiologie végétale et dont nous avons alors signalé les remarquables conséquences économiques. Enfin, si le goût des tiroirs à champignons venait à se répandre, comme s'est répandu celui des aquariums de salon et celui des divans circulaires à corbeille fleurie, vous vous opposeriez, vous, hygiénistes, qui connaissez le mode de respiration des Champignons, à l'installation de ces tiroirs dans les chambres à coucher.

Après ces détails sur les divers modes de culture du champignon de couche, détails le plus souvent empruntés à l'excellent *Livre de la ferme et des maisons de campagne* de M. Joigneaux, nous serons brefs dans l'exposition des soins donnés à d'autres espèces.

2° On cultive dans les Landes le *Boletus edulis* et l'*Agaricus palometus* de D. C. (*Tricholoma amethystina* d'aujourd'hui); on les sème en arrosant des bosquets de chênes avec de l'eau dans laquelle on a fait bouillir une grande quantité de l'un ou de l'autre de ces Champignons. Nous avons déjà vu que les spores résistent à l'acide sulfurique, à l'ébullition avec l'eau, au passage dans le tube digestif, et cette pratique nous enseigne qu'elles ne perdent même pas, par l'action de l'eau bouillante, leur faculté germinative.

3° On cultive à Montpellier l'*Agaricus attenuatus,* en enfouissant à fleur de terre, dans un lieu humide, des rondelles de peuplier (c'est l'arbre que cette espèce affectionne particulièrement); au printemps, on frotte, avec les lames du champignon, la face supérieure de ces rondelles, et, à l'automne, on peut opérer jusqu'à neuf récoltes consécutives. Un procédé analogue est pratiqué en Chine, depuis fort longtemps, pour l'obtention de diverses espèces.

4° La *pietra fungaja* se vend assez cher, parce que, arrosée et maintenue à 15 ou 20°, elle produit, aux environs de Naples, pendant plusieurs années, de bonnes récoltes de *Polyporus tuberaster,* espèce comestible. Transportée en France, elle perd beaucoup de sa fertilité; on réussit pourtant à avoir d'elle un rendement satisfaisant en la renfermant dans des laves pulvérisées et laissant sur pied quelques Polypores dont les spores, se mêlant à la terre, renouvellent le mycelium.

Une autre espèce cultivée à Naples est l'*Agaricus Neapolitanus,* qui vient sur du marc de café pourri maintenu humide à l'ombre; ses spores sont sans doute dans l'air, car il apparaît sur ce marc, sans aucun semis, au bout de six mois; il fut découvert un beau jour, sur ce terrain particulier, par les religieuses d'un couvent.

· 5° A Amboine (Malaisie) viennent, aussi spontanément, deux *bolets* : l'un sur les brous (pourris) de noix muscades que l'on entasse dans les forêts lors de la récolte et du triage de ces fruits; l'autre sur les débris (entassés et pourris) qui proviennent du Sagouier quand on prépare le sagou.

§ IV. — *De la reconnaissance des espèces pour l'alimentation.* — Le docteur Letellier, dans sa dissertation inaugurale, a passé en revue tous les caractères indiqués par divers auteurs pour la distinction en bloc des bonnes et des mauvaises espèces : aucun d'eux (consistance molle, odeur désagréable, saveur âcre, suc laiteux, collier, volva, venue dans les endroits sombres, etc.) n'est sans exception. On a pensé avoir plus de certitude en réunissant plusieurs de ces caractères; c'est vrai, mais on n'a encore là rien d'absolu. Il est, du reste, bien difficile d'avoir encore quelque chose de net sur ce point, puisqu'il paraît établi que les meilleures espèces peuvent devenir vénéneuses dans certaines circonstances encore indéterminées, alors que les mauvaises sont parfois sans danger (fausse-oronge, par exemple, dans les pays assez froids).

Ce serait à décourager de la mycophagie, si les champignons n'étaient à la fois et si abondants et si peu coûteux. Mais il y a des populations, les pauvres de la Sibérie par exemple, qui ne se nourrissent guère d'autre chose, et il est contraire aux lois d'une économie générale bien entendue de laisser perdre, sans emploi, une aussi grande masse de substance alimentaire.

Nous dirons bientôt, § VI, comment on peut consommer tous les champignons sans danger. Mais le procédé que nous indiquerons pouvant, par diminution de sapidité, enlever une partie du plaisir que les sens éprouvent, tâchons de discerner les bonnes des mauvaises espèces, — ce qui sera utile pour le choix, — ce qui sera indispensable pour les gens incapables de comprendre la raison d'un procédé, — ce qui est, du reste, indispensable pour vous à cause de la médecine légale.

Espérons qu'avec les principes que nous allons poser, les accidents deviendront assez exceptionnels pour ne pas nuire à la mycophagie.

Passons en revue les Hyménomycètes, qui, à l'exception du *Penicillium glaucum* des caves de Roquefort, sont les seuls Champignons auxquels on puisse penser et auxquels on ait pensé pour l'emploi alimentaire, — car les Vesses de loup sont trop peu charnues et trop pleines de poussière (spores) pour donner l'idée d'un tel emploi.

1° et 2°. Il y a une *Morchella esculenta* et une *Helvella esculenta*. Malgré ces noms spécifiques, capables d'induire en erreur sur le compte de ces genres considérés dans leur ensemble, toutes les Morilles et toutes les Helvelles sont comestibles.

La Morille commune est une des trois espèces (Morille, Champignon de couche, Cèpe) dont la vente est autorisée sur les marchés de Paris. On l'a parfois confondue avec le Satyre, et Linné appelait même la Morille *Phallus esculentus*. Mais l'odeur du *Phallus impudicus,* l'orifice du canal central que présente presque toujours son chapeau, la petitesse relative de ce chapeau et des alvéoles qu'il présente, semblent devoir établir nettement une distinction, que complèterait, s'il en était besoin, l'aspect microscopique, car la Morille est munie de thèques et le Satyre de basides.

Une Helvelle sent la punaise; il va sans dire que, bien qu'elle ne fasse probablement pas exception au point de vue de l'innocuité, on la délaissera.

3° Les *Pezizes* passent pour comestibles. Quelques-unes, à vives couleurs, sont considérées comme suspectes par certains auteurs, quoique aucune n'ait produit d'empoisonnement bien avéré; on sera donc prudent en s'abstenant de celles-là. Nous avons déjà dit que les Pezizes de notre pays sont généralement trop petites pour qu'on puisse en tirer un parti avantageux.

4° et 5°. Il est de sordides avares qui ne sont dégoûtés par rien, et les deux genres *Phallus* et *Clathrus* ont causé des accidents, attribuables plutôt à la révolte stomacale qu'ils ont dû inspirer qu'à un véritable principe vénéneux.

6° Il y a des *Trémelles* comestibles. On fera bien, néanmoins, de s'abstenir des champignons gélatineux, qui, du reste, donnent un faible rendement après la préparation.

7° La Barbe-de-chèvre, la Clavaire améthyste et les autres *Clavaires,* sont comestibles; on les mange fraîches ou confites dans le vinaigre. Il y a une barbe-de-chèvre blanche et une jaune; la jaune est la meilleure.

8° Tous les *Hydnes* (hérisson, tête de Méduse et autres) sont comestibles.

9° Les *Mérules* n'ont pas de pédicule; leur chapeau est mince et membraneux; personne ne peut donc songer à les employer comme aliments, d'autant plus qu'elles sont petites, coriaces, entremêlées de parcelles de bois et peu engageantes par leur habitat.

10° Dans le genre *Polyporus,*

Sont comestibles

Le *Polyporus tuberaster,* qui provient de la culture de la *pierre à champignons* de l'Italie méridionale;

Le *Polyporus juglandi, oreille de noyer* ou *d'orme,* dont on voit la forme générale et l'habitat par ces noms français, espèce qui a une odeur si fétide qu'elle a presque asphyxié Bulliard, mais qui a une saveur d'abord salée, puis sucrée;

Le *Polyporus frondosus (frondosus,* feuillu, touffu), *polypore en bouquet, couveuse* ou *poule des bois* (parce que le champignon est multiple, et que les divers individus qui forment la masse sont bruns-grisâtres, imbriqués et étendus en cercle, comme les plumes d'une poule qui couve); odeur de souris, saveur agréable; vient sur la racine des chênes; se trouve en France, mais n'est pas indiqué dans la Flore de la Gironde;

Sont vénéneux

L'agaric drastique des médecins ou agaric blanc, *Polyporus officinalis, laricis* ou *purgans;*

Les deux amadouviers ou agarics des chirurgiens, *Poly-*

porus igniarius et *Polyporus fomentarius;* ils sont, au moins, suspects;.

Le *Polyporus sulfureus,* qui doit peut-être une partie de ses qualités malfaisantes à l'acide oxalique qu'il contient (on sait que cet acide est vénéneux à faible dose);

Le *Polyporus lucidus, Polypore luisant* ou *Polypore maroquin,* encore appelé *Polyporus obliquatus* parce qu'il a un pédicule assez long et latéral; ce champignon, coriace et subéreux comme la plupart des Polypores, appartient à notre Flore; il croît sur les vieilles souches.

Il peut donc y avoir confusion pour les Polypores. A cause de cela, et aussi à cause des qualités coriaces de nos deux espèces comestibles françaises, délaisser ce genre pour l'alimentation; le réserver pour les autres applications, soit médicales (Polypore du mélèze), soit industrielles (amadouviers, teinture avec le *Polyp. sulfureus*).

11° La *Fistuline* finit par devenir ligneuse, mais est comestible dans le jeune âge; elle est toutefois d'une digestion difficile.

12° On a cru longtemps, pour le choix des *Bolets,* pouvoir se borner à poser la loi suivante : *Rejeter ceux dont la chair change de couleur au contact de l'air.* Mais M. Bertillon démontre que c'est une généralisation illégitimée d'un fait présenté par des espèces vénéneuses qui a fait inconsidérément poser cette loi : à l'art. *Bolet* du *Dict. encycl. des sc. méd.,* il cite des champignons de ce genre qui ont la chair altérable et sont pourtant comestibles, et d'autres qui ont la chair fixe et dont il serait bien téméraire d'admettre *à priori* l'innocuité. Il est vrai que ces derniers ont une saveur âcre *(B. piperatus)* ou amère *(B. felleus),* un chapeau visqueux *(B. viscidus)* ou cendré fuligineux *(B. sordarius),* n'engageant guère à en faire usage.

De sorte qu'il n'y a que de bonnes espèces parmi celles qui, n'étant repoussantes ni par leur saveur ni par leur aspect, ne changent pas de couleur au contact de l'air.

Modifiant très légèrement la classification de M. Bertillon,

8

hous diviserons les Bolets en 5 sections, basées sur la couleur des tubes et des spores :

La 1re (tubes ferrugineux ou verdâtres, vu spores ocracées) est celle des *Ochrosporés ;*

La 2me (tubes blancs tournant au gris, vu spores brunes) est celle des *Favosés,* ainsi nommée *(favus,* gâteau de miel) parce que la principale espèce *(B. viscidus)* qu'on y rencontre a le chapeau visqueux ;

La 3me (tubes blancs tournant au gris, vu spores ferrugineuses sombres) est celle des *Versipellés,* ainsi nommée *(versipellis,* qui se métamorphose) parce que les espèces qui la composent varient beaucoup dans la couleur et le revêtement du chapeau et du stipe ;

La 4me (tubes blanchâtres tournant à l'incarnat, vu spores roses) est celle des *Hyporhodiés* (ce qui veut dire *Roses en dessous*) ;

La 5me (tubes blancs restant blancs, vu spores blanches, ou tournant au flave clair, vu l'existence d'une telle couleur chez les spores mûres) est celle des *Leucosporés.*

54 Bolets sont décrits dans l'art. du *Dict. encycl. des sc. méd.* rédigé par M. Bertillon. Nous ne mentionnerons ici que les principales des espèces qui ne sont pas indiquées comme rares.

Sont comestibles

Le *B. edulis, Cèpe* ou *potiron, Cèpe de Fontainebleau et de Bordeaux,* à pédicule fauve, épais, renflé à la base et légèrement réticulé à sa surface par des sinuosités blanchâtres ; à chapeau convexe et charnu, roux en dessus, d'abord blanchâtre, puis verdâtre, en dessous ; chair blanche et assez ferme, à odeur agréable, à saveur de noisette ; cet Ochrosporé vient dans les bois à la fin de l'été ou au commencement de l'automne ;

Le *B. æreus (æs, æris,* airain, bronze), *Bolet bronzé* ou *Cèpe à tête noire ;* même forme générale que le cèpe de Bordeaux, mais chapeau d'un noir bronzé en dessus, d'abord blanchâtre, puis d'un jaune d'ocre, en dessous; — quand les tubes sont blanchâtres, ce qui arrive avant la maturité des spores, quelques auteurs font de ce caractère le signe distinctif d'une variété qu'ils nomment *leucoporus;* mais ils ont tort, puisque le caractère sur lequel ils se fondent n'est que transitoire; — cet Ochrosporé a le même habitat et la même époque de maturité que le *B. edulis;*

Le *B. castaneus* ou *Bolet marron*, dont la surface convexe du chapeau est, en effet, un peu moins foncée que celle du *Bolet bronzé*, encore appelé *B. fistulosus* ou *Cèpe creux* parce que son pédicule est cassant et rempli d'une moelle; ne peut être confondu qu'avec la variété *leucoporus* du Bolet bronzé, car est Leucosporé; mais son chapeau, en sus de la nuance différente déjà signalée, a un aspect velouté spécial, et son pédicule est moins jaune; du reste, la confusion des deux espèces n'aurait pas grand inconvénient, puisqu'elles sont édules l'une et l'autre;

Le *B. estivalis*, à pilier gros, ferme, droit, plein, jaune-roux, renflé à la base, atténué au sommet; à chapeau roux, d'abord lisse, puis granuleux; chair blanche; odeur et saveur agréables; Ochrosporé; bois, juin et juillet;

Le *B. obsonium* (ὀψώνιον, aliment préparé sur le feu et qu'on mange avec le pain) ou *Cèpe obson,* Ochrosporé à chapeau canelle pâle, doux et soyeux, muni d'un bord mince; à pédicule jaune citron, fusiforme à la base; à tubes jaunes brunissant, courts vers la marge et le pédicule, ayant au contraire, au milieu du rayon, une longueur plus grande que l'épaisseur de la chair;

Le *B. fragrans,* Ochrosporé à chapeau brun-foncé, subtomenteux ou drapé, dont la marge est fléchie; à pédicule lisse, d'un jaune varié de rouge, souvent fusiforme à la base; à tubes jaunes verdissant; chair tantôt fixe, et tantôt, au contraire, virant, lorsqu'elle est exposée à l'air, au verdâtre ou bleuâtre, puis au rougeâtre;

Le *B. subtomentosus,* Ochrosporé à chapeau cuir-olivâtre tomenteux; à pédicule irrégulièrement sillonné, teinté de

vergetures rougeâtres sur les arêtes; à tubes amples angu-
leux; à chair blanche teintée de jaune clair, revêtant à la
longue des teintes vineuses vagues; comestible de médiocre
qualité;

Le *B. scaber* ou *asper, Bolet rude,* ainsi nommé des squammes
fibrilleuses à tête brune qui hérissent son pédicule; c'est un
Versipellé, car le dessus du chapeau est jaune sordide, fuligineux olivacé, brun marron ou orangé sale; chair blanchâtre,
se teintant à l'air de violacé sordide ou de gris;

Le *B. versipellis,* autre Versipellé à chapeau le plus souvent
orangé (d'où l'ancien nom de *B. aurantiacus*), mais aussi
roux brun ou brun ferrugineux; pédicule également hérissé;
chair encore altérable, car elle est blanche, mais se teinte, à
l'air, de rouge vineux.violacé, puis de brun.

Sont dits vénéneux (et ne sont peut-être qu'indigestes)
Les *Boleti luridi,* Ochrosporés dont les orifices des tubes
sont dès le principe obstrués et rouges, — tels que *B. luridus*
proprement dit, *B. rubeolarius, B. purpureus, B. satanas,
B. sordarius*; ces champignons se rencontrent dans les forêts
touffues, et leur chair est imprégnée d'un suc qui, chez les
individus suffisamment humides, bleuit vite au contact de
l'air; nous avons déjà dit que *Sordarius* a un aspect cendré
fuligineux peu engageant;

Le *B. cyanescens, Indigotier* ou *Bolet azuré,* Leucosporé
dont la chair, très blanche au moment de la section, devient
en un instant et partout du plus beau bleu foncé;

Le *B. felleus (felleus,* de *fel,* fiel, vu son amertume), *Bolet
amer* ou *chicotin (chicotin,* corruption de *socotrin,* rappelle
l'aloès et son amertume), Hyporhodié à chair blanche devenant d'un rose tendre à l'air, et qui n'a guère chance d'em-
poisonner, car sa saveur n'invite pas à en faire usage;

Le *B. piperatus, Bolet poivré,* ainsi nommé à cause de sa
saveur, Ochrosporé à chair inaltérable, qu'on pourrait peut-
être manger après cuisson;

Le *B. viscidus,* déjà cité p. 77, à *velum* semi-appendu, semi-
annulé; à tubes blanchâtres, puis rougeâtres violacés; à

spores d'un brun noirâtre; à odeur pénétrante; en troupe dans les bois et dans les herbages exposés au nord, mais rare;

Le *B. chrysenteron*, ainsi nommé (χρύσεον, d'or, ἔντερον, intestin, intérieur) parce que sa chair est d'un jaune franc, au lieu d'être simplement jaunâtre ou bien blanche comme celle des autres Bolets *dits* vénéneux.

13° Les *Dœdalea* sont coriaces, comme les Polypores, et délaissés à cause de cela. Le *quercina (étrille)* est absolument immangeable, c'est du liége. Le *suaveolens* est plus mou; son odeur porte à croire qu'il n'est pas malfaisant; du reste, on l'a employé contre la phthisie, à la dose de 4 à 8 gr., répétée plusieurs fois par jour (Dr Dieu). 8 grammes plusieurs fois par jour! ce n'est donc pas un champignon vénéneux.

14° Nous rencontrons dans le *g. Chanterelle*, — à côté de l'espèce principale, qui est comestible comme l'indique son nom spécifique de *cibarius*, — une espèce vénéneuse, le *Cantharellus aurantiacus*, dont le nom spécifique rappelle la couleur (jaune-citron, et non rouille), et qui, en outre, a un chapeau infundibuliforme assez régulier et non profondément découpé.

15° La plupart des *Pleuropes*, bons ou mauvais, viennent sur le bois et sont coriaces.

2 espèces ici sont vénéneuses, savoir :

(a) L'*Ag. stypticus* (vu sa saveur âcre et astringente), couleur canelle, venant souvent sur des troncs coupés à fleur de terre; chapeau oblong, ou réniforme, ou même souvent en forme d'oreille d'homme, recouvert, chez certains individus, d'une efflorescence farineuse blanchâtre qui s'attache aux doigts et est la partie vénéneuse; lames décurrentes;

(b) L'*Ag. olearius*, venant en touffes sur les racines de l'olivier et de quelques autres arbres du Midi; chapeau brun-rouge; lames décurrentes, d'un jaune doré, et *phosphorescentes* quand elles sont jeunes et bien portantes. — Il paraît que tous les champignons qui croissent sur l'olivier ont des qualités malfaisantes.

16º Les *Coprins* sont trop dégoûtants pour qu'on ait fait sur eux des expériences précises. On ne peut dire qu'une chose : c'est qu'ils sont suspects. Mais il n'y a pas à craindre qu'on soit tenté de les consommer.

En sus du dégoût qu'ils inspirent, les Coprins eussent été délaissés à cause de l'état membraneux de leur chapeau et fistuleux de leur pied.

17º Cette dernière raison fait qu'on ne devrait guère davantage penser aux *Mycènes* pour l'alimentation. Il n'y a, en effet, presque rien à manger non plus dans les espèces de ce sous-genre : témoins le petit *Ag. clavus*, et l'*Ag. nigripes* ou *velutipes*, ainsi nommé parce que son pédicule est noirâtre à la base, et velouté, tomenteux ; ces deux espèces sont suspectes l'une et l'autre. L'*Ag. urens*, qui est un *Cortinarius* dans la classification de MM. de Seynes et Marchand, tente davantage, car il est plus charnu : sa saveur brûlante le ferait déjà rejeter par les hommes prudents ; on le reconnaît, en outre, à sa couleur jaune sale terreuse, à son habitat sur des feuilles mortes et dans les bois humides, à l'inégalité de ses lames (se terminant, toutes, à 0^m002 du pédicule), et, malgré tout, à son peu de consistance. Ce champignon n'est pas de notre Flore : il est assez commun dans la Nièvre, où les paysans le mangent, mais après l'avoir fait griller sur des charbons, ce qui lui fait perdre ses principes toxiques.

18º Dans les *Pratelles* se trouve le roi des Agarics comestibles, l'*Ag. edulis* ou *campestris, champignon de couche,* appelé dans certains pays *potiron* comme le cèpe ; le pédicule est plein, blanc ou blanchâtre ; les lames, d'un rose tendre d'abord, deviennent noires plus tard ; le chapeau est blanc et plus tard un peu roux. La culture de cette espèce a l'avantage d'en assurer l'authenticité ; mais, en cueillant ce champignon dans les champs, on l'a parfois confondu avec l'oronge cigüe blanche, *Amanita bulbosa verna,* dont nous parlerons plus tard.

On a élevé au rang d'espèce, sous le nom d'*Ag. setiger,* une variété de l'*Ag. campestris* présentant des poils bruns parsemés uniformément sur le chapeau, ce qui lui donne une couleur d'un brun doré luisant.

Est suspect l'*Ag. nigricans*, à chapeau noir, à lames et à pied blancs d'abord, sans anneau, devenant tout noir par la suite.

Est vénéneux, malgré son odeur agréable, l'*Ag. amarus*, ainsi nommé à cause de sa saveur, *Ag. lateritius* (de *later*, brique), ainsi nommé à cause de la couleur jaune-brique de son chapeau, moins bien nommé *Ag. auratus;* lames verdâtres avant leur vieillesse ; pédicule fistuleux et annelé, jaunâtre.

19° Sont comestibles parmi les Lépiotes

L'*Ag. attenuatus*, qui est du g. *Derminus* de MM. de Seynes et Marchand ; ce champignon, qu'on fait venir à Montpellier en en frottant les lames, quand il est mûr, sur des rondelles de peuplier enfouies, n'offre pas de danger si on le prend toujours sur le point de culture ;

L'*Ag. colubrinus, Grisette* ou *couleuvrée* (couleur gris cendré avec taches brunes, comme la couleuvre), appelé encore *Ag. procerus (procerus*, élevé : c'est, en effet, l'agaric le plus haut, le pédicule a parfois 0m50 de hauteur) ; lames blanches ; pied creux, renflé à la base ; croît solitaire au bord des bois, sur les pelouses découvertes ; très recherché dans l'O. de la France, consommé aussi dans la Gironde ; chair agréable, celle du chapeau tendre, celle du pied coriace ; on le nomme encore *potiron,* comme le cèpe et l'agaric champêtre ; on l'appelle aussi *parasol* (ombrelle), nom que sa forme justifie ;

L'*Ag.* (*Armillaria* d'aujourd'hui) *polymyces*, ainsi nommé parce qu'il vient par groupes composés parfois de 40 à 50 individus, qui partent tous d'un même point ; cette masse rayonnante de champignons, souvent globuleuse, a été appelée *tête de Méduse* par Paulet ; il est impossible de confondre le groupe ainsi désigné avec l'*Hydnum caput Medusæ*. Chaque individu offre un anneau saillant, d'où le nom d'*Ag. annularius*. Chapeau mamelonné à son centre ;

anneau redressé en entonnoir; pédicules nécessairement inégaux et souvent recourbés; couleur fauve. Dans les bois, le plus souvent sur de vieilles souches.

Est vénéneux l'*Ag. clypeolarius* (*clypeum*, bouclier), qui est un peu convexe et acuminé à son centre comme un bouclier. Ce nom conviendrait aussi à l'*Ag. procerus*, avec lequel, du reste, on peut confondre les individus les plus élevés de l'espèce vénéneuse. Mais c'est tout à fait exceptionnellement que l'*Ag. clypeolarius* atteint la taille de l'autre Lépiote; en outre, il vient dans les endroits humides des bois, et non sur leur lisière; de plus, il a une odeur vireuse pénétrante, qui doit, à elle seule, le faire rejeter.

20° On ne cite, parmi les *Cortinaires,* aucune espèce vénéneuse.

21° Les *Lactaires* sont assez difficiles à distinguer les unes des autres; de plus, les opinions sont très partagées sur leurs propriétés. Il serait donc sage de les bannir toutes.

Une espèce que, chez nous, on nomme *catalan,* et qu'on mange quand elle est recueillie dans les bois de pins, quoiqu'il soit défendu de la porter sur les marchés de Bordeaux, a reçu des habitants du Nord, qui aiment probablement les saveurs fortes, le nom d'*Ag. deliciosus.* Ce champignon a une saveur âcre, que la cuisson diminue, mais ne fait pas, en général, tout à fait disparaître : MM. Gillet et Magne disent pourtant qu'il a une saveur douce; serait-il, ainsi que cela se voit assez souvent, moins actif, moins chargé de suc, aux environs de Paris que dans le Midi? — Son suc est safrané. Les lames prennent par le froissement une teinte verdâtre. — Je l'ai mangé, mais cuit d'abord sur le gril, ce qui a fait écouler la majeure partie du suc.

L'*Ag. lactifluus aureus* ou *Rougeotte à lait doux, Vache,* tire ses noms de son suc blanc laiteux, si abondant qu'il légitime le nom de *vache,* de sa couleur (d'un rouge ochracé au pied, d'un rouge incarnat sur le chapeau, d'un blanc-jaunâtre sur les lames), et de sa saveur (qui est douce, mais pourtant parfois légèrement âcre et astringente). Cette espèce, qui croît dans les forêts montueuses de hêtres, est comestible et d'un goût délicieux.

L'*Ag. acris ou piperatus* est nommé *poivre blanc,* à cause de sa saveur et de la couleur des lames et du suc; toutefois, les lames deviennent couleur de paille à mesure que le champignon vieillit; le chapeau, bien arrondi dans la jeunesse, est infundibuliforme plus tard. Que faut-il penser de ce champignon? Les uns le disent comestible; d'autres, vénéneux; d'autres, suspect; d'autres, enfin, bon quand il est jeune et malfaisant quand il est vieux. Ces divers modes d'action tiennent peut-être au mode de préparation : il peut se faire que, mis de suite en sauce, il soit vénéneux et qu'il ne le soit pas après cuisson sur le gril.

Quid encore de l'*Ag. torminosus* (*tormina,* colique), encore appelé *turpis* (*turpis,* infâme) et même *necator*? Malgré ces trois noms si significatifs, ce champignon, jaunâtre, marqué de zônes concentriques plus foncées, à suc blanc un peu jaune, est considéré par quelques auteurs comme comestible. Le mode de préparation pourrait peut-être bien, encore ici, expliquer les divergences. Chair blanchâtre, devenant un peu jaunâtre à l'air.

Mais, par ex., tout le monde est d'accord pour considérer **comme vénéneux** : (a) L'Ag. caustique, *Ag. pyrogalus* (πῦρ, feu, et γάλα, lait; à lait brûlant), jaune livide, à chapeau d'abord convexe, devenant ensuite plan et même un peu ombiliqué, porteur de zônes concentriques noirâtres, à lames décurrentes, à suc jaunâtre; et (b) l'*Ag. zonarius,* qui s'en distingue par la blancheur du pilier et des lames, alors que l'autre est à peu près unicolore.

22° Il n'y a guère en France qu'une *Omphalie* suspecte et peut-être vénéneuse : c'est l'*Ag. inversus, Fausse Gyrolle,* qu'il ne faut pas confondre avec la *Gyrolle* ou *Ag. infundibuliformis,* qui est du même sous-genre. Les 2 espèces sont aussi du même sous-genre dans les classifications les plus récentes; mais ce sont des *Clytocybes* (κλιτὸς κύβη, tête inclinée). Voici les caractères distinctifs de la vraie et de la fausse Gyrolles:

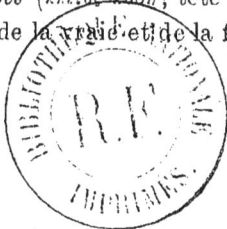

La couleur de la vraie est chamois très pâle et ne s'avive pas par l'imbibition, tandis que celle de la fausse est la couleur de la brique et s'avive par humectation ;

Le chapeau de la vraie est flasque et soyeux, celui de la fausse est rigide et glabre ;

La chair est moins blanche, parfois même un peu orangée, dans l'espèce vénéneuse ;

L'odeur d'*infundibuliformis* est faible, mais agréable, tandis que celle d'*inversus* est acidule et désagréable.

Nous rappellerons que c'est aux Omphalies qu'appartient l'*Ag. Neapolitanus,* cultivé sans semis sur du marc de café.

Nous signalerons dans le même groupe l'*Ag. fragrans, Clytocybes* lui aussi, dont le nom spécifique vient de l'odeur forte pénétrante (d'anis?) qu'il répand : c'est une espèce tardive, qui vient sur la mousse, particulièrement dans les prairies. Son odeur agréable est trop forte pour être l'indice d'une véritable innocuité.

23° Toutes les *Russules* sont à proscrire, car ou elles sont vénéneuses (c'est le plus grand nombre), ou elles sont faciles à confondre avec des espèces vénéneuses à cause de leur variabilité. Ce dernier cas se présente pour la seule espèce (ou à peu près) qui soit alimentaire en France, pour la *Gorge-de-pigeon* ou *Champignon des dames, Ag. alutaceus* (*alutacé* veut dire orangé clair). On sait qu'on nomme *gorge-de-pigeon* une couleur composée et mélangée qui paraît changer suivant les différents aspects du corps coloré : le premier des noms français rappelle donc la multiplicité des couleurs constatées sur le chapeau de cette espèce, couleurs expliquant le grand nombre des noms (*virescens, cyanoxanthus,* etc.) qu'on lui a donnés, chaque auteur croyant avoir affaire à une espèce nouvelle. Le deuxième des noms français vient sans doute de ce que la couleur orangé clair, qui est la plus habituelle et que rappelle l'adjectif *alutaceus,* est une couleur délicate, plaisant aux dames. Le seul caractère empirique capable de distinguer l'*Agaric alutacé* des autres Russules est la couleur des lames qui, blanche d'abord, jaunit plus tard et devient chamois, ce qui la rend spécifique ; mais on voit encore ici que la diagnose n'est certaine qu'à un moment donné de la vie du Champignon. Celui-ci, fort heureusement, aime les bois secs, tandis que les autres Russules préfèrent les bois humides où l'abondance des Bolets de qualité les fait délaisser : C'est à cette circonstance géographique que l'on doit, selon M. de Seynes, la rareté des accidents causés par les Russules.

24° Tous les *Gymnopes* sont édules, à l'exception d'un seul dont nous parlerons bientôt. Mais mentionnons d'abord, vu l'importance de leur consommation en certains pays, les principales espèces comestibles; ce sont :

Le *Mousseron,* ainsi nommé parce qu'il vient, sur la lisière des bois ou le long des haies, au milieu de la mousse, *Champignon muscat,* ainsi appelé à cause de son odeur musquée qui lui a également valu le nom d'*aromaticus, Ag. albellus,* ainsi désigné à cause de sa couleur blanche ou grise, *Ag. prunulus,* ainsi nommé à cause de son chapeau qui, très convexe et même sphérique d'abord, le fait alors ressembler à une petite prune; ce champignon est aujourd'hui du sous-genre *Tricholoma,* dont le nom (θρίξ, cheveu, λῶμα, marge; marge fibrilleuse) vient de ce que le *velum* n'est représenté chez lui que par des fibrilles adhérant au pourtour du chapeau;

Le *Faux-mousseron* ou *Mousseron d'automne* (le *vrai* mousseron, espèce précédente, est exclusivement printanier, tandis que, lui, il est printanier et automnal), *Ag. tortilis,* ainsi nommé parce que son pédicule se tord, comme une corde, en se desséchant; le Faux-mousseron est, en outre, jaune pâle tirant sur le roux; il appartient au sous-genre actuel *Marasmius;*

Le *Palomet* des Landes et du Béarn, *Ag. palometus* ou *amethystinus,* encore appelé *Colombe, Bleuet,* noms qui viennent tous de ce que le chapeau est de couleur bleue tirant sur le violet gorge-de-pigeon; il est du même groupe *(Tricholoma)* que le vrai mousseron dans la classification de MM. de Seynes et Marchand;

L'*Ag. bufonius* ou *aureo-sulfureus*, qui figure dans la Flore de la Gironde sous le nom d'*Agaric des dunes* ou *Ag. arenarius* que lui a donné mon défunt maître Laterrade.

C'est le moment de parler du Gymnope vénéneux, convenablement placé ici à cause de la possibilité qu'il y a de le confondre avec l'espèce comestible que nous venons de citer. Les deux sont aussi du même sous-genre actuel *(Tricholoma),* et l'espèce toxique est l'*Agaricus sulfureus*. La couleur d'*aureo-sulfureus* (le nom le dit) est moins franchement jaune, moins brillante, ressemble moins par conséquent à celle d'un bâton de soufre fondu avec soin ; le pédicule d'*arenarius* est pelucheux, celui de *sulfureus* lisse ; les lames sont plus écartées dans l'espèce vénéneuse que dans l'autre, et, tout naturellement, l'odeur de celle-ci est agréable, alors que l'odeur de celle-là ne l'est guère.

25° Mais nous voici en présence du genre véritablement important au point de vue toxicologique : selon M. Bertillon, en effet, plus des 0,9 des empoisonnements attribuables au règne végétal sont causés par des Champignons, et plus des 0,9 des empoisonnements causés par des Champignons sont dus à des *Amanites*. Sur 100 empoisonnements amenés par des substances végétales, il y a donc plus de 81 chances que le coupable soit une Amanite. Étudions donc ce genre-là avec un soin tout particulier.

(a) Dans le groupe *Volvaire,* dont les spores sont roses, se trouve une seule espèce, et vénéneuse : c'est l'*Oronge serpent, Am. anguina* ou *viperina,* que nous distinguerons bientôt de la véritable *Oronge*.

(b) Les *Engaînées* proviennent du démembrement de l'espèce *Am. vaginata* de Fries. La nécessité de ce démembrement découle de l'existence de champignons vénéneux et de champignons alimentaires répondant les uns et les autres à la description donnée par le savant mycologiste. Mais la science n'est pas faite sur ce point, et, en attendant, il convient de s'abstenir des *Engaînées*. Les espèces principales aujourd'hui admises et qui seraient comestibles sont : *Am. vaginata* réformée, et *Am. leiocephala* (chapeau lisse) ou *leucocephala* (chapeau blanc).

(c) Les *Involvées* de notre région dont les propriétés sont connues comprennent 2 espèces comestibles, l'*Oronge·vraie* et l'*Oronge blanche*, et 3 espèces vénéneuses provenant du démembrement de l'ancien *Agaricus bulbosus* de Bulliard et de Persoon, et qui sont les *Oronges-ciguës verte, jaune* et *blanche*.

L'*Oronge vraie* ou *Oronge* se distingue des autres Involvées par la marge de son chapeau, qui est nettement striée au lieu d'être lisse. Sa saveur agréable l'a faite désigner sous le nom de *cibus Deorum* (aliment des dieux). Les Romains l'appelaient *fungorum princeps;* ils eussent pu ajouter *et fungus principum,* car il était spécialement réservé pour la table des Empereurs; l'un d'eux même, Claude, 1er du nom, mourut après en avoir mangé, soit d'indigestion, soit par suite de confusion avec la *Fausse-oronge* dont il sera bientôt question, soit enfin parce qu'Agrippine, qui voulait au plus tôt assurer le sort de son fils Néron, aurait fait ajouter un poison, ainsi que l'en accuse l'histoire, au mets préparé pour son oncle. L'oronge est encore appelée *Jaune d'œuf,* parce qu'elle sort, jaune, de sa volva ovoïde blanche. Le chapeau, toujours lisse, est orangé dans une des variétés, qu'on appelle *Am. aurantiaca,* jaune dans l'autre, qu'on nomme *Am. cæsarea (Amanite impériale).* — Il y a une vague ressemblance entre l'*Oronge* et la *Volvaire serpent,* surtout quand la première porte de nombreux débris de volva masquant la vraie couleur du chapeau et lui donnant l'aspect grisâtre qu'il a chez la seconde; mais le pédicule, coloré comme le chapeau chez les deux espèces, n'éprouve pas chez l'Oronge une telle modification de couleur; les lames sont d'un jaune bien plus clair chez l'Oronge serpent, qui, en outre, est dépourvue d'anneau.

L'*Oronge blanche* ou *Blanc d'œuf, Am. alba* ou *ovoïdea,* qui a la taille et le port de l'Oronge vraie, s'en distingue par l'état lisse de sa marge et par sa couleur, qui est toute blanche sauf pourtant une teinte un peu rosée que présentent parfois les lames.

Paulet a donné le nom d'*Oronge cigüe* à l'ancienne *Am. bulbosa* ou *venenosa*, devant son premier nom au renflement que forme la volva à la base du pied, qui est, lui-même, déjà renflé : *Oronge* est le nom français général des Amanites; *cigüe* a probablement pour but ici de rappeler les qualités vénéneuses. Les 3 variétés d'Amanites bulbeuses qu'a fait admettre la couleur du chapeau, sont devenues autant d'espèces distinctes : l'Oronge cigüe verte, *Am. bulbosa viridis* d'autrefois, est l'*Am. phalloïdes* d'aujourd'hui; l'Oronge cigüe jaune, *Am. bulbosa citrina* d'autrefois, est l'*Am. virosa* d'aujourd'hui; l'Oronge cigüe blanche, *Am. bulbosa verna,* est simplement appelée maintenant *Am. verna,* nom qu'on aurait pu changer tant qu'on y était, car cette espèce n'est guère printanière (elle est toutefois estivale, alors que les autres sont plutôt automnales).

De ces 3 Involvées, une seule, la *Verna,* qui est toute blanche, peut être confondue avec une Amanite alimentaire du même groupe, qui est l'Oronge (non cigüe) blanche, *Am. alba.* Établissons conséquemment ici, avec l'aide de M. Léon Marchand, la diagnose des deux espèces :

	Oronge blanche, *Am. alba.*	Oronge cigüe blanche, *Am. verna.*
Chapeau.....	Nu, à marge dépassante, infléchie.	Portant souvent des débris de volva, à marge lisse ordinaire.
Lames.......	Terminées obliquement	A terminaison verticale ou arrondie, rarement oblique.
Pédicule.....	Non renflé en bas, très blanc, couvert de villosités farineuses, muni d'un anneau épais	Renflé inférieurement, d'un blanc un peu jaune, lisse, muni d'un anneau membraneux.

(d) Les *Circoncisées,* ainsi que nous l'avons fait pressentir à la fin du § I, ont, les unes le pied bordé, les autres non : cette *bordure,* débri inférieur de la volve, existe toujours en réalité; mais, dans le 1er groupe, elle est forte et persistante; tandis que, dans le second, elle est presque nulle et s'évanouit de bonne heure, ou paraît formée par les couches externes du pied, fissurées; d'où une division pratique assez naturelle.

Les *Circoncisées à pied bordé* sur le compte desquelles les botanistes et les toxicologistes sont fixés, comprennent une espèce édule, *Am. strobiliformis*, et 4 espèces vénéneuses au moins, qui sont les *Amanitæ muscaria, pantherina, pellita* et *mappa. Strobiliformis* (en forme de cône de pin) tire sans doute son nom des verrues polyédriques pyramidales qui recouvrent le chapeau. L'*Am. muscaria* ou *pseudo-aurantiaca* est l'*Agaric moucheté* ou *Fausse-oronge,* dont le 1er nom rappelle à la fois et les verrues que porte souvent (non toujours) le chapeau, et la liqueur visqueuse (attirant les mouches) dont ce chapeau est enduit; *Pantherina* et *Pellita* rappellent les taches ou pellicules du chapeau; l'*Am. mappa* ou *citrino-alba* est l'*Oronge-citron,* qu'il ne faut confondre ni avec l'Oronge-cigüe jaune, ni avec l'Oronge-cigüe blanche, bien que les 3 espèces soient également vénéneuses. — *Muscaria* et *Pantherina* ont la marge bientôt striée; *Strobiliformis, Pellita* et *Mappa,* ont la marge lisse ou presque lisse tout aussi bien à l'âge adulte qu'à l'état jeune.

Les *Circoncisées* bien connues *à pied non bordé* (nous pouvons dire *à bulbe non bordé,* car ici tous les stipes sont renflés à la base) comprennent, de même, une espèce alimentaire, *Am. rubescens;* et 4 espèces toxiques au moins, qui sont les *Amanitæ echinocephala, nitida, aspera* et *spissa.* L'*Am. rubescens* ou *Oronge vineuse* a encore reçu les noms spécifiques de *vinosa, verrucosa, pustulata.* L'*Am. echinocephala* ou *tricuspidata, Oronge à pointes de trocart,* est confondue par M. Léveillé, malgré 2 petits caractères différentiels, avec l'*Am. Flandinia* de Plée, tirant sans doute son nom spécifique de M. Flandin le toxicologiste. *Nitida* (brillant) rappelle le *luisant* du *cutis* du chapeau. *Aspera* rappelle les verrues anguleuses du chapeau et l'état rugueux du bulbe. *Spissa* (dense, serré, pressé) rappelle le *trapu* de l'espèce à laquelle ce nom s'applique, espèce dont le pédicule est plein, court, ferme, le chapeau charnu et la chair solide; cette même espèce a encore reçu la qualification de *cinerea,* justifiée par l'état fuligineux du chapeau et par les verrues cendrées qui le recouvrent. — *Echinocephala, Nitida* et *Aspera,* comme le rappellent les noms de la 1re et de la 3e de ces espèces, possèdent des verrues pyramidales aiguës; *Rubescens* et *Spissa* ont, au contraire, des verrues obtuses ou plates.

Nous avons vu comment, dans le 1er groupe, *Strobiliformis,* qui est seul alimentaire, se distingue, par la marge du chapeau, de *Muscaria* et de *Pantherina;* il se distingue des deux autres *Circoncisées à pied bordé* par ses verrues, qui sont des pyramides polyédriques *(strobiliformis)*, au lieu d'être des peaux *(pellita)* ou de petites nappes *(mappa)*. Toutefois, comme on a plus particulièrement confondu, à cause de la couleur blanc-jaunâtre du chapeau, *Strobiliformis* avec *Mappa* (*Pellita* est plus gris), complétons la diagnose spéciale de ces 2 espèces en disant que le chapeau a les verrues tenaces et la marge festonnée chez *Strobiliformis,* les verrues fugaces et la marge sans festons chez *Mappa;* que les lames sont denticulées chez le premier, à bord uni chez le second, et que l'odeur et la saveur sont agréables chez l'espèce comestible, vireuses chez la toxique.

Dans le second groupe, *Rubescens,* qui est alimentaire, peut être confondu avec une variété d'*Aspera* dont le chapeau est rougeâtre au lieu d'être jaune rabattu; mais on pourra invoquer, pour faire la distinction, non-seulement les verrues, qui, plus haut, nous ont fait mettre les deux espèces dans 2 sous-groupes différents, mais encore le collier, dont la blancheur est souvent piquetée de rouge-terne sur le bord chez *Rubescens,* souvent nuancée de jaune-soufre chez *Aspera,* et la chair, qui est d'un blanc-fixe chez le dernier, d'un blanc se teignant de rougeâtre à l'air, chez le premier.

On a parfois confondu l'espèce alimentaire du 1er groupe avec des espèces vénéneuses du second : la constatation de la présence ou de l'absence du *sac* ou *bordure* eût évité la méprise.

Si nous rapprochons les *Circoncisées* des *Agarics* ou *Ama-*

nites antérieurement indiqués, nous aurons à distinguer, pour éviter le retour d'erreurs trop fréquentes, le *Pratella edulis* de l'*Am. mappa*, la *Vraie Oronge* de la *Fausse :*

	Champignon de couches, *Pratella edulis.*	Oronge citron, *Amanita mappa.*
Chapeau.....	Lisse, se pelant avec facilité.....	Verruqueux, ne se pelant pas.
Lames.......	Blanches, puis roses, rouges, brunes.....................	Toujours blanches.
Pédicule....	Ni renflé, ni bordé, avec anneau assez serré et épais...........	Bulbeux et bordé, avec anneau lâche et assez mince.
Odeur.	Douce, un peu aromatique.......	Vireuse.
Saveur	Fade.......................	Vireuse.

	Oronge, *Am. cæsarea et aurantiaca.*	Fausse-oronge, *Am. muscaria.*
Chapeau.....	Sec, le plus souvent nu	Visqueux, le plus souvent verruqueux.
Lames et pied	Jaunes........................	Blancs.
Odeur........	Douce........................	Nulle.
Saveur	Agréable....................	Salée.

(e) M. Bertillon signale 4 espèces chez les *Oblitérées :* elles sont rares et à qualités inconnues; aussi les passerons-nous sous silence.

§ V. — *Effets des champignons vénéneux; leur cause et leur traitement.* — Quand il s'agit de la pathologie mycologique, on ne rencontre guère que des contradictions chez les auteurs. En voici des exemples :

Divers Bolets sont réputés vénéneux et nous les avons cités plus haut comme tels; or un savant italien, Vittadini, et notre si autorisé compatriote, le docteur Letellier, les déclarent simplement indigestes;

La Fausse-Oronge a souvent causé des empoisonnements, et pourtant on en a parfois consommé sans inconvénients;

Cordier trouve vénéneux le suc des Amanites, et Réveil (ce qui marche ensemble) trouve également toxique l'extrait de ce suc, obtenu par évaporation lente; M. Boudier, au contraire, obtenant cet extrait après séparation, par coagulation, d'un principe qu'il dit être de l'albumine, le trouve inoffensif pour les souris, alors que l'extrait brut tue ces mêmes animaux ;

M. Letellier, qui a isolé de la Fausse-Oronge une espèce d'alcaloïde qu'il considère comme le principe actif et qu'il désigne sous le nom d'*Amanitine*, a présenté cet agent comme un narcotique ; MM. Sicard et Schoras ont obtenu, au contraire, de *plusieurs Champignons* (ce sont les termes de leur note) un alcaloïde hyposthénisant à la façon de la curarine ou des sels de plomb (l'hyposthénie serait une action paralysante spéciale exercée sur la motilité ou sur le système musculaire) ; mais MM. Letellier et Spéneux ont repris les expériences déjà faites par l'un d'eux sur l'amanitine et n'ont pu que les confirmer entièrement ;

M. Boudier a trouvé dans l'*Amanita phalloïdes* une base très voisine de l'amanitine-Letellier, précipitable notamment, comme elle, par le tannin, d'où la proposition de ce corps-ci comme antidote ; mais Réveil, traitant le suc de l'*Amanite bulbeuse (sic)* par le tannin et séparant le précipité par filtration, trouve celui-ci inoffensif et la liqueur filtrée vénéneuse ;

Réveil, qui a fait des recherches intéressantes sur l'activité relative des différents organes des Amanites (chapeau, lames, stipe, etc.), dit, en parlant de Phalloïdes, que ce sont les lames « et les spores » qui sont les plus actifs ; or Cordier trouve les spores (de Muscaria, à la vérité) tout à fait inoffensives, ce qui s'explique par cette résistance à la digestion sur laquelle a tant insisté M. Boudier.

Toutes ces contradictions tiennent à la difficulté de rencontrer un savant possédant les aptitudes multiples qui seraient nécessaires pour résoudre une question aussi complexe que celle des relations des diverses espèces de champignons avec l'homme. Pour aborder un tel sujet, il faudrait être mycologue profond, chimiste exercé, vivisecteur habile, médecin praticien, histologiste érudit, physiologiste de mérite.

En attendant que la lumière se fasse sur la nocuité ou l'innocuité de chacune des espèces de Champignons, sur son

principe actif, sur les effets biologiques de celui-ci, et sur les
agents qui peuvent le neutraliser chimiquement ou physiolo-
giquement, voici les faits généraux les plus sérieux qui se
dégagent des travaux déjà accomplis :

Les Bolets malfaisants seraient simplement indigestes, et
cette propriété devrait être attribuée à la grande quantité de
mucilage possédée par eux ;

Les autres Champignons ayant amené des désordres dans
l'économie seraient, selon les cas, irritants, narcotiques, hypo-
sthénisants, et ces trois effets pathologiques concorderaient
assez bien avec trois principes actifs isolés par les chimistes :
en effet, non seulement on connaît la drasticité de la résine
d'*Agaric blanc,* mais encore Réveil a cru devoir conclure de
ce fait que l'extrait alcoolique de Muscaria est plus actif que
son extrait aqueux, à l'existence d'une résine dans cette
Amanite, et l'extrait alcoolique produit tous les effets d'une
gastro-entérite, que démontre en outre l'autopsie ; d'autre
part, l'*Amanitine* obtenue de Muscaria par M. Letellier et à
peu près retrouvée dans Phalloïdes par M. Boudier, explique
les effets narcotiques, alors que l'hyposthénie serait justifiée
par l'alcaloïde de MM. Sicard et Schoras.

Si nous ajoutons que Réveil a trouvé dans l'Amanite bulbeuse *(sic)* et dans la Fausse-Oronge un principe odorant très
fugace, qui paraît anesthésique, et que l'ancien Chef des
travaux anatomiques de cette École, M. le docteur Sentex, a
constaté, à la nécropsie d'un empoisonné ayant résisté plusieurs jours, une stéatose du foie analogue à celle que produit
l'empoisonnement par le phosphore et qui s'accorde assez bien
avec les signes de gangrènes locales qu'on constate çà et là à
l'autopsie de plusieurs des victimes de la mycophagie, — nous
aurons donné une idée des divers points qui sont à étudier
dans cette grosse question de l'action des Champignons sur
l'homme et sur les animaux supérieurs.

Il est évident que, si les trois aspects pathologiques, plus
haut cités, de l'intoxication fungique, venaient à être confir-
més et par de nouvelles observations cliniques, et par l'isole-
ment de principes définis correspondants, la thérapeutique

aurait quelque chose de rationnel à opposer à chacun des cas; elle emploierait contre la gastro-entérite toutes les ressources de la médication antiphlogistique; les excitants généraux combattraient le narcotisme; l'électricité, la respiration artificielle employée jusqu'après l'élimination du poison, permettraient de lutter contre l'hyposthénie. — Dans bien des cas, il n'y a pas lieu d'employer les éméto-cathartiques, les symptômes ne se manifestant qu'après l'accomplissement parfait de la digestion.

Des procès criminels peuvent naître à la suite d'un empoisonnement par des Champignons. La mission du médecin ne finit pas alors à la mort du malade, car la Société peut le prier de l'éclairer de ses lumières. — M. Boudier a cherché à établir que les spores ont des caractères permettant de distinguer les espèces : ce qui eût été fort avantageux en médecine légale; car, les spores résistant à l'appareil digestif comme on sait qu'elles résistent à la chaleur et à l'acide sulfurique, on eût pu les rechercher dans le contenu des viscères, dans les matières vomies ou dans les fèces, et faire la diagnose de l'espèce à défaut de restes du repas. Malheureusement MM. Letellier et Spéneux contestent qu'il soit possible de reconnaître une espèce vénéneuse quelconque à ses spores. — Si ces derniers observateurs ont raison, la Justice ne devra donc compter que sur la production entière ou suffisamment partielle de l'espèce incriminée.

§ VI. — *Moyen de rendre tous les Champignons comestibles.* — Frédéric Gérard s'est fait un nom en vulgarisant, par des expériences pratiquées sur lui-même devant le Conseil d'hygiène et de salubrité du département de la Seine, un procédé anciennement indiqué pour enlever des Champignons tout principe toxique : c'est de profiter de la solubilité du poison dans l'eau. Mais, pour faire sortir cette eau de l'éponge fongique, l'addition du sel ou du vinaigre est chose utile. Pour 500 grammes de champignons coupés en morceaux (les moyens en quatre, les gros en huit), on prend 1 litre d'eau et 3 cuillerées de vinaigre ou 2 de sel, et on laisse macérer deux heures, après quoi on lave le résidu largement; on met le produit dans de l'eau froide, qu'on fait ensuite bouillir; après une demi-heure d'ébullition, on lave de nouveau, et on essuie. Les champignons ainsi traités sont alors préparés comme à l'ordinaire : leur innocuité est parfaite. Si on n'use ni de sel ni de vinaigre, deux ou trois macérations successives dans l'eau seule doivent précéder l'ébullition.

On a beaucoup critiqué le procédé Gérard : les uns ont dit qu'enlevant tout le parfum et tout le pouvoir nutritif du champignon, il rendait la mycophagie aussi inutile que peu agréable; les autres ont prétendu, ce qui est plus grave, que ce procédé n'est bon que pour la Fausse-Oronge et pour les trois variétés de l'Amanite bulbeuse. Le docteur Quesneville, qui avait inséré dans son ancienne *Revue scientifique* le mémoire même de Gérard, a cru devoir le reproduire, il y a quelques années, dans son *Moniteur scientifique*. Si nous nous en tenons à ce document, nous verrons que tout parfum n'est pas détruit par le procédé, puisque l'auteur dit que l'odeur nauséeuse de la plupart des espèces vénéneuses est remplacée, après le traitement ci-dessus, par l'odeur des Champignons comestibles. Il est possible que les Champignons épuisés par l'eau ne nourrissent plus : ce serait évidemment un point fort important à élucider; mais cette opinion ne repose jusqu'à ce jour que sur une vraisemblance que ne justifieraient peut-être pas des expériences bien conduites. On ne doit pas non plus accorder grand crédit à la dernière critique, car, si Gérard n'a trouvé que des Amanites lorsqu'il a voulu opérer devant la commission nommée par le Conseil d'hygiène, il déclare avoir fait des expériences chez lui, et sur tous les siens, avec des bolets déclarés vénéneux, avec la Russule émétique et avec la Russule sanguine.

Le procédé-Gérard n'est, du reste, recommandé par son auteur que dans les cas où il y a quelque doute sur la nature de l'espèce; il n'aura donc pas à intervenir dans la prépara- tion des ceps ou des champignons de couche achetés aux marchés des grandes villes. Dans ces conditions et sans nuire beaucoup aux charmes des gourmets, il nous paraît d'une utilité pratique incontestable.

CHAPITRE III.

LICHÉNOLOGIE.

Messieurs,

Les *Lichens* sont ces expansions ordinairement sèches qui s'étendent sur les arbres, les murs ou la terre. Leur nom vient ou de λειχήν, dartre, parce qu'ils ressemblent à des exanthèmes qui s'étendraient sur la peau, ou de λείχω, lécher, parce qu'ils semblent lécher en effet les parties sur lesquelles ils s'appliquent. Léon Dufour appelait *flore lépreuse* son herbier de Lichens.

Ce sont des Cellulaires aphylles amphigènes aériens comme les Champignons. Mais ils sont poussiéreux, membraneux, quand ils se développent horizontalement, et, s'ils offrent des filaments rameux, ceux-ci sont verticaux; ce qui les distingue dans tous les cas des Champignons, qui ont pour organe de végétation un mycelium horizontal. De plus, les Lichens, s'ils viennent sur des corps organiques, ne viennent jamais sur ceux qui sont putréfiés : ce sont de faux parasites, car ils ne se nourrissent guère que d'air; ce sont des producteurs et non des destructeurs de matière organique. Par la même raison, ils recherchent la lumière au lieu de la fuir. Ils n'ont pourtant pas habituellement la couleur verte; mais tous la prennent indistinctement lorsqu'ils sont mouillés ou humides, c'est à dire quand la principale condition de leur végétation se trouve remplie. Ils sont, du reste, essentiellement réviviscents, comme le sont aussi plusieurs champignons.

Par quelques menus crampons, qui ne sont pas de vraies racines, mais simplement des cellules allongées, ils puisent le peu de matière minérale qu'ils possédent sur la substance qui leur sert de support. Mais, nous le répétons, ils se nourrissent surtout d'air. La chose est particulièrement évidente pour un d'entre eux qui est entièrement libre à un moment de son existence, car, jeune, il a d'abord adhéré au sol, comme le prouvent les fragments (qu'il montre souvent et recèle parfois parce qu'il les a recouverts) de la roche à laquelle il était attaché : c'est le *Lecanora (Sphœrothallia* de Nees *) esculenta* des montagnes désertes et arides de la Tartarie, qui, là, gît sur le sol, mais sans y tenir, au milieu des cailloux, dont on ne le distingue qu'avec des yeux exercés ; il est sphérique, résulte d'un germe, qui évidemment s'est développé dans tous les sens en ne se nourrissant que d'air et d'humidité, et sa grosseur varie du diamètre d'une tête d'épingle à celui d'une noisette. Ce lichen est tombé un beau jour comme de la pluie en plusieurs contrées de la Perse ; le sol en reçut une couche de 0^m20 ; les bestiaux le mangèrent avec avidité ; les indigènes le recueillirent comme une manne tombée du ciel et en firent du pain. Le général Yousouf a observé le même phénomène dans le Sahara algérien. Le maréchal Bugeaud pensait que ce lichen, d'abord adhérent, est ensuite emporté par les vents et retombe sous forme de pluie.

L'organe de végétation des Lichens porte le nom de *thallus* (θάλλω, pousser des feuilles, verdoyer, végéter). Il est généralement composé de 3 couches : une moyenne ou médullaire, formée de petites cellules serrées et vertes, laissant entre elles des lacunes (comme cela arrive pour le tissu herbacé de la tige des Dicotylédones), et 2 corticales blanches, formées par des cellules allongées en filaments lâchement feutrés ; ce sont quelques-uns de ces filaments qui, se détachant de la couche corticale inférieure, simulent parfois des racines. Cette couche corticale inférieure se nomme *hypothalle*. Elle manque chez les Lichens arborescents : le rameau cylindrique de ceux-ci n'est formé que du tissu médullaire entouré de la couche corticale supérieure.

Les Lichens ont 3 ordres d'organes reproducteurs : 1º les *gonidies* ou *bulbilles*, utricules sphériques plus volumineuses que les autres, parfois disséminées dans la couche médullaire, parfois organisées en couche supérieure à celle-ci, et qui, se détachant, peuvent reproduire la plante à la façon des bulbilles du *Lilium bulbilliferum ;* 2º les *apothécies,* que l'on croyait n'être que des organes femelles et chez un élément desquelles M. Lindemann, de Moscou, a découvert des spermatozoïdes; 3º les *spermogonies,* autre sorte d'organe mâle.

L'*apothécie* ou *apothèque* se compose, en général, d'une couche cellulaire spéciale tapissant le thallus et appelée *hymenium* ou *hypothécie,* et de la couche reproductrice elle-même qui repose dessus. Parfois l'hypothécie manque et la couche reproductrice repose directement sur le thallus. Cette dernière couche offre à considérer : (a) des *thèques* à nombre pair de spores biloculaires (le plus souvent 8), présentant à leur sommet une ouverture nommée *ostiole;* et (b) des *paraphyses,* plus longues et soudées par leur sommet renflé (à l'aide d'une matière visqueuse qu'exsude ce sommet) de façon à protéger parfaitement les thèques. La couleur du renflement terminal des paraphyses donne la couleur de l'apothèque. — Les paraphyses, autrefois considérées comme des thèques avortées, ont un rôle actif à jouer, le rôle d'organe mâle, d'après les récentes recherches de M. Lindemann; elles contiennent d'abord un noyau et des granules; à un certain moment elles crèvent et leur noyau se présente alors comme un anthérozoïde qui s'échappe et cherche l'ostiole d'une thèque, en effectuant des mouvements en tire-bouchon. 10 à 20 de ces anthérozoïdes pénètrent dans la thèque et se placent par paires un peu distantes les unes des autres dans le tissu muqueux qui s'y trouve alors; là, perdant leur queue, ils se réduisent à ces paires de loges que représentent les spores.

Les apothécies sont parfois saillantes, et on les nomme alors *tubercules;* mais le plus souvent elles sont creuses et prennent le nom de *scutelles* si elles sont discoïdes, de *lyrelles* si elles s'ouvrent par une fente allongée. La scutelle est souvent pédicellée et figure une rosette d'officier de la Légion d'honneur. Certaines apothécies creuses s'enfoncent dans le thallus et prennent la forme d'une bouteille ou celle du calice d'une rose; on les appelle alors *périthécies* ou *périthèques,* et la couche reproductrice prend le nom de *nucleus.*

D'après leurs apothèques les Lichens sont divisés en 4 tribus :

FAMILLE.			4 TRIBUS.
LICHENS	à hymenium (ou hypothécie)	Apothécie étalée.........	*Hyménothalamés.*
		Périthécie..............	*Gastérothalamés.*
	à apothécies reposant immé-	Thallus crustacé.........	*Idiothalamés.*
	diatement sur le thallus	Thallus pulvérulent......	*Coniothalamés.*

Ces noms sont parfaitement choisis et rappellent fort bien les caractères distinctifs des 4 tribus : *Hyménothalamés* (lit hyménial) et *Idiothalamés* (eux-mêmes, lits [ils sont eux-mêmes leur propre lit]; lit constitué par le lichen, par le thallus lui-même) mettent en évidence les traits distinctifs des 2 groupes. Les 2 autres noms (*Gastérothalamés,* lit ventru; *Coniothalamés,* lit poussiéreux) indiquent les traits différentiels des 2 tribus de chaque groupe.

Les *spermogonies* ressemblent aux périthécies, mais sont beaucoup plus petits. Ils n'apparaissent à l'œil nu que comme de très petits tubercules noirâtres. On les prenait autrefois pour des champignons parasites; c'est M. Tulasne qui a montré leur nature d'organe mâle. Par leur pore ou leur fente d'ouverture, ils laissent échapper une sorte de mucilage tenant en suspension des filaments; ceux-ci se terminent par un renflement et offrent seulement le *mouvement brownien* de la fovilla (mouvement de déplacement dans un sens, puis dans l'autre, sans progression véritable, mouvement qui n'est nullement le signe de l'animalité). On nomme ces filaments renflés des *spermaties;* le mouvement simplement brownien les distingue des anthérozoïdes, qui ont, eux, le caractère de l'animalité.

Cette découverte des spermogonies, assez récente, n'a pas encore modifié la classification des Lichens, qui reste établie sur les apothèques. Des 4 tribus que ces dernières nous ont conduit à distinguer, une seule, la 1re, celle des Hyménothalamés, contient des espèces utilisées en médecine ou dans les arts.

— Les lichens se développent surtout dans les pays froids où ils couvrent d'immenses surfaces; mais on en trouve aussi dans les pays chauds. Ils atteignent même parfois à l'équateur de très grandes dimensions.

Quand ils sont pseudo-parasites, ils ne se montrent en grande quantité que sur les arbres peu vigoureux; on peut dire d'eux, avec encore plus de raison que pour les champignons (qui sont de vrais parasites), qu'ils sont l'effet, plutôt que la cause, de la souffrance de ces arbres. En fumant ces derniers et labourant la terre qui couvre leurs racines, on les fortifie et on les débarrasse ainsi souvent. Il peut être utile cependant de ratisser l'écorce, de la laver et de la recouvrir d'un lait de chaux.

Les lichens jouent un rôle important dans l'établissement de la végétation sur des pierres, même sur le granite; ils succèdent parfois aux algues, qui se sont nourries d'humidité et d'air; ils se nourrissent, eux aussi, d'air et d'humidité. Sur leurs débris viennent des mousses, et, sur la terre végétale provenant de la putréfaction de celles-ci, germent des graines de végétaux phanérogamiques, d'abord des herbes, puis des arbrisseaux ou des arbustes.

Les lichens se montrent difficiles sur le choix de l'air; ils semblent fuir les villes, et ceux qu'on y rencontre n'y offrent généralement qu'un développement incomplet. Aussi constituent-ils comme un *hygiomètre* que le médecin peut, au besoin, consulter. M. Nylander, ayant trouvé aussi beaux qu'à la campagne les Lichens de l'écorce des marronniers de l'Allée de l'Observatoire, n'hésite pas à affirmer que ce lieu est le plus sain de Paris.

En se nourrissant d'air, les lichens forment, entre autres produits, de l'acide oxalique. Mais, par leurs crampons, ils tirent cependant quelque chose de leurs supports : aussi plusieurs d'entre eux contiennent-ils de l'oxalate de chaux. Cet oxalate, qui atteint parfois 0,5, joue là le rôle de la silice dans les Graminées; il constitue le squelette.

On trouve encore dans plusieurs lichens la fécule spéciale appelée *lichénine*. On l'extrait habituellement du lichen d'Islande; on fait macérer celui-ci dans de l'eau faiblement chargée de $CO_3 Na_2$ jusqu'à disparition de toute amertume; on traite alors par l'eau bouillante, et la lichénine, dissoute à chaud, se dépose en gelée par le refroidissement. — La lichénine pourrait être, d'après cela, et a été quelque temps, confondue avec l'inuline; mais elle se dépose en gelée de sa dissolution dans l'eau bouillante, tandis que l'inuline se dépose en grains; de plus, elle donne de la glycose par les acides étendus et bouillants, tandis que l'inuline fournit un sucre spécial, spécial puisqu'il est gauche comme le sucre de canne interverti, mais 3 fois plus rotateur que ce dit sucre. — La lichénine a, du reste, pour formule, comme la fécule et l'inuline, $C_6 H_{10} O_5$; elle bleuit par l'iode, mais moins que l'amidon.

La lichénine n'est probablement qu'une cellulose ébauchée; elle provient vraisemblablement de la couche médullaire du thallus, couche qui bleuit par l'iode. C'est à elle que les lichens doivent de se dissoudre presque entièrement dans l'eau chaude et de se prendre en gelée par le refroidissement.

La lichénine n'est pas étrangère aux vertus béchiques du lichen d'Islande. Mais M. Buchner accorde aussi une certaine importance thérapeutique à l'oxalate de chaux, qui abonde dans le *Cetraria Islandica :* il fait remarquer qu'on trouve ce sel dans plusieurs médicaments usités dans les maladies de poitrine.

La lichénine serait, d'après M. Payen, mélangée, dans les Lichens, à de la fécule ordinaire.

La saveur amère des Lichens est due à un principe qui a montré des différences dans les espèces : d'où les noms de *cétrarine, cétrarin* ou *acide cétrarique*, de *variolarine* ou *picrolichénine*, de *rhéine*, de *chrysopicrine*, etc.

La plupart des Lichens contiennent aussi un ou plusieurs principes colorables, dont nous parlerons à propos des Lichens tinctoriaux, qui les présentent d'une façon plus particulière.

— Au point de vue des applications, nous diviserons les Lichens en deux grands groupes :

1° *Lichens alimentaires et médicamenteux;*

2° *Lichens tinctoriaux.*

1° *Lichens alimentaires et médicamenteux.* — Ce 1ᵉʳ groupe, comprend :

(a) Le *Lecanora esculenta, manne aérienne* de Tartarie, dont nous avons déjà parlé ;

(b) Le Lichen d'Islande, *Lichen Islandicus* de L. (de Linné, qui faisait de tous les Lichens un seul genre), *Physcia Islandica* de D. C., *Cetraria Islandica* des auteurs modernes, rouge foncé à sa base, et dont la fronde, grise sur les autres points, forme des ramifications dressées et entrelacées, à écussons marginaux rouges. On trouve cette espèce sur les rochers montueux élevés des Alpes et des Vosges, tout aussi bien qu'en Islande ;

(c) Le Lichen pulmonaire, *Lichen pulmonarius* de L., nommé probablement ainsi à cause des lacunes nombreuses qu'il offre à sa surface et qui ont sans doute rappelé la structure cellu-leuse du poumon, qui ont même donné aux anciens l'idée d'une application aux maladies du poumon, *Sticta pulmonacea* des auteurs modernes, *pulmonaire de chêne* (mais se trouvant aussi sur le tronc d'autres vieux arbres); de notre flore girondine ;

(d) Le *Lichen des Rennes* (ainsi nommé parce que, dans les hivers rigoureux, c'est lui seul qui nourrit le renne en Lapo-nie), *Cenomyce rangiferina;* il croît sur la terre, à Arlac, à Pessac et ailleurs ;

(e) Le *Lichen entonnoir,* nommé ainsi à cause d'appendices dressés en forme d'entonnoir allongé que sa fronde fournit, *Cenomyce pyxidata,* mais de la section du g. Cenomyce appe-lée *Scyphophorus* (σκύφος, coupe, φέρω, je porte; porte-coupe), *Scyphophorus pyxidatus* de D. C.; est de notre flore; souvent le thallus horizontal disparaît et les entonnoirs semblent seuls constituer toute la plante.

Il y a dans ces 4 derniers lichens un principe amer plus ou

moins abondant qu'on peut enlever par macération avec de l'eau alcaline, et il reste alors une fécule mucilagineuse, d'autant plus nourrissante qu'elle est associée à des principes azotés. — L'enlèvement de l'amertume du lichen d'Islande étant facile, Proust avait voulu populariser cette plante, qui n'exige aucune culture, dans toute l'Europe, où elle eût servi comme aliment, à la façon de la pomme de terre de Parmentier. En quelques pays on en introduit la poudre dans la farine servant à faire le pain. Ce végétal a nourri pendant 14 jours des botanistes Suédois qui, entraînés par un excès de zèle, s'étaient égarés en Laponie. En Sibérie, on en fait une excellente bière : il peut, à lui seul, composer cette boisson puisqu'il réunit à la matière azotée et à la fécule de l'orge le principe amer du houblon. — Les rennes grattent la neige, l'hiver, pour déterrer le *Cenomyce rangiferina,* sans lequel on peut dire que la Laponie ne serait qu'un affreux désert pendant la saison rigoureuse. Nos deux autres espèces girondines, quoique plus amères, peuvent, convenablement traitées par les alcalins, être des succédanés indigènes, alimentaires et officinaux, du lichen d'Islande. Ce dernier lichen est employé en médecine comme béchique, pectoral et tonique.

Le lichen d'Islande, nous l'avons déjà dit, contient de la fécule, de la lichénine, de l'oxalate de chaux et de la cétrarine. Il contient, en outre, de l'*acide fumarique* ou *paramaléique,* déjà signalé chez les champignons, de l'*acide cétrarique* et un *acide* gras appelé *lichenstéarique.*

La cétrarine ou principe amer, que nous avons vu disparaître par de l'eau alcalinisée par CO_3Na_2, se détruit aussi par ébullition prolongée dans l'eau; il ne faut donc pas faire de longues décoctions quand on veut utiliser ce principe amer. La cétrarine, comme la plupart des amers francs, est fébrifuge, antipériodique. Les Lichens plus particulièrement amers sont dans le même cas : on a conseillé comme succédanés du quinquina le *Parmelia parietina,* lichen jaune de nos murs et de nos toits, et le *Variolaria discoïdea,* variation (produite par l'humidité, qui a gonflé certaines cellules et en a fait des pustules) de l'espèce (commune sur l'écorce de nos arbres) qu'on nomme *Pertusaria communis*. C'est ce dernier lichen qui contient la variété de cétrarine nommée *variolarine ou picrolichénine*. Quant au *Parmelia parietina*, on trouve chez lui de l'*acide chrysophanique* (χρυσοφανής, qui a l'éclat de l'or : ses aiguilles, en effet, sont jaunâtres et possèdent l'éclat métallique). Cet acide a également reçu les noms de *rhéine, ac. rhéique, rhubarbarine, jaune* ou *amer de rhubarbe, rhaponticine, rumicine*, parce qu'il existe dans toutes les racines de Polygonées colorées en jaune.

D'un *Parmelia parietina* n'étant pas encore arrivé à son entier développement, on a extrait la *chrysopicrine*, jaune et amère comme l'acide chrysophanique, mais en différant par de l'eau en moins : l'acide chrysophanique étant $C_{10}H_8O_3$, la chrysopicrine serait $C_{30}H_{22}O_8 = 3\ C_{10}H_8O_3 - H_2O$.

La *rhéine* et la *chrysopicrine* sont donc encore des variétés du principe amer des Lichens.

Notons en passant qu'on a extrait d'une variété du *Parmelia ceratophylla*, variété qui se trouve abondamment sur les bouleaux, un principe immédiat particulier, cristallisé, blanc, la *cératophylline*.

Ainsi aux 4 espèces médicinales déjà citées (b, c, d, e), nous ajouterons les 2 suivantes, qui sont fébrifuges :

(f) La var. de *Pertusaria communis* qu'on a érigée en espèce sous le nom de *Variolaria discoïdea;*

(g) Le *Parmelia parietina*.

Nous inscrirons encore dans les espèces médicinales :

(h) Le *Lichen aphtheux*, ainsi nommé, selon les uns, à cause des verrues que porte son thallus, et, selon les autres, à cause de l'emploi qu'en font les paysans du N. contre les aphthes des enfants, *Peltigera aphthosa*. Ce lichen, étranger à notre flore, est purgatif et vermifuge. — Une autre espèce du même genre, qui vient chez nous sur la terre, a passé pour un remède excellent contre la rage : d'où son nom de *Lichen des chiens, Peltigera canina*. — Et, puisque nous parlons des vertus imaginaires qu'à défaut de bonnes expériences et d'analyses chimiques les anciens attribuaient aux plantes, citons encore, mais hors

cadre comme le *Peltigera canina,* le *Parmelia saxatilis,* qui
est de notre Flore et ne vient pas spécialement sur les pierres
comme son nom l'indique, mais croît aussi sur les arbres et
passait de là jadis sur le crâne des pendus quand il était
d'usage de laisser longtemps ceux-ci exposés aux regards de
la foule. Ce *muscus cranii humani* (comme on l'appelait) se
vendait plus de 30 fr. le gramme (prix supérieur à celui du
sodium à son début); mais, en revanche, on avait, pour cette
somme, une panacée universelle, bonne même contre l'épi-
lepsie.

2° *Lichens tinctoriaux.* — Plusieurs lichens fournissent des
matières colorantes, et celles-ci sont aussi variées que les
espèces productrices. Mais les Lichens les plus remarquables
à ce point de vue, sont les suivants :

(a) L'*orseille proprement dite* ou *orseille des îles, orseille des
Canaries* (des îles du Cap Vert, de Madère, des Açores, de
Corse, de Sardaigne), *Roccella tinctoria,* lichen cylindrique
en rameaux dressés [1]. Les chimistes ont analysé 2 variétés
de cette espèce : l'une de l'Amérique du S., l'autre du Cap de
Bonne-Espérance : la 1re contient *acide α orsellique* $C_{16}H_{14}O_7$
et *α Erythrine* $C_{20}H_{22}O_{10}$; la seconde *acide β orsellique* et *roccel-
line.* Quelle est celle des 2 qui est à l'O. et à l'E. du détroit de
Gibraltar? Il nous est impossible de le dire, les ouvrages de
chimie ne s'inspirant pas assez du point de vue botanique, et
réciproquement;

(b) La *Parelle* ou *Orseille d'Auvergne, Lecanora parella,* qui
se trouve parfois sur nos arbres et que M. Chantelat a rencontrée à Gujan, sur des toits;

[1] Nous ne citerons qu'en note les *Roccella Montagnei* et *fuciformis.* — Le
1er croît dans l'Inde sur les Manguiers (ne pas confondre avec Manglier ou
Palétuvier); il est également recherché pour la teinture, mais pas évidemment
chez nous à cause de la distance et aussi parce qu'il est un peu moins riche
que *R. tinctoria* en principes colorables (voir art. *Roccelle* du dict. de d'Orb.).
Il contient, du reste, de l'*α érythrine,* principe que nous allons voir dans une
variété américaine du *R. tinctoria.* — Le *Roccella fuciformis,* qui vient aussi
des îles de l'Atlantique et de la Méditerranée, contient de la *β érythrine*
$C_2H_{24}O_{10}$, H_2O et de l'*acide roccellique.* Ce dernier $C_{17}H_{32}O_4$ est un homologue
de l'acide oxalique $C_2H_2O_4$.

Et (c) l'*Evernia prunastri,* formant, avec l'espèce précédente, l'*orseille de terre* (¹), et qui vient chez nous (²) sur le prunellier comme l'indique son nom, mais aussi sur d'autres arbres (³).

Nous avons vu la composition de 2 variétés du Roccella tinctoria : les 2 produits trouvés dans celle de l'Amérique du S. et dont nous avons donné la formule, sont seuls intéressants à l'époque actuelle, car ce sont les seuls dont on ait trouvé des relations de composition avec les principes colorables des deux espèces bien définies qui forment l'orseille de terre.

La parelle contient de l'*acide lécanorique,* encore appelé *acide α orsellinique* ou *acide orsellique* et dont la formule est $C_8H_8O_4$.

L'Evernia prunastri contient (⁴) de l'*acide évernique* $C_{17}H_{16}O_7$.

Voici déjà des relations chimiques entre ces quatre produits : (a) L'acide α orsellique ne diffère que par une molécule d'eau en moins, de l'acide lécanorique doublé :

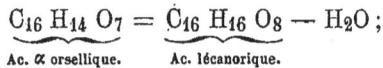

$$\underbrace{C_{16}\,H_{14}\,O_7}_{\text{Ac. } \alpha \text{ orsellique.}} = \underbrace{C_{16}\,H_{16}\,O_8}_{\text{Ac. lécanorique.}} - H_2O\,;$$

aussi, si l'on fait bouillir longtemps une solution d'α orsellate de chaux, on fixe sur le sel H_2O et on en fait du lécanorate de chaux dont ClH peut séparer l'acide. (b) L'α *érythrine* (⁵)

(¹) Par opposition à l'*orseille des îles,* qui est *Roccella tinctoria* et *Roccella fuciformis.*

(²) Figure dans la flore de Laterrade sous le nom de *Physcia prunastri.*

(³) Nous bornons là notre énumération, ne voulant mentionner dans le texte principal que les espèces bien déterminées botaniquement et offrant des réactions chimiques nettes. C'est pourquoi nous n'avons pas fait figurer le *Variolaria dealbata* : d'une part, comme nous l'avons déjà vu, le genre Variolaria est considéré par la plupart des auteurs comme un faux genre ; d'autre part, il n'a bien été étudié que par les chimistes. Nous n'avons pas mentionné non plus le genre *Usnea,* parce que son principe immédiat l'*acide usnique* $C_{19}H_{17}O_7$ ne se relie pas aux autres produits chimiques des Lichens.

(⁴) L'*Evernia Prunastri* contient, en outre, de l'acide usnique, comme les *Usnea.*

(⁵) Ainsi nommée à cause de la présence de la β érythrine dans le Roccella fuciformis. Appelée encore *Érythrine* et *Ac. érythrique.*

est du dilécanorate d'*érythrite*, un sel constitué comme un corps gras, un éther de l'*érythrite* ([1]) fonctionnant comme alcool :

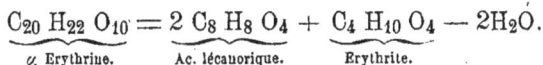

$$C_{20} H_{22} O_{10} = 2 \underbrace{C_8 H_8 O_4}_{\text{Ac. lécanorique.}} + \underbrace{C_4 H_{10} O_4}_{\text{Erythrite.}} - 2H_2O.$$
$$\underbrace{\phantom{C_{20} H_{22} O_{10}}}_{\alpha \text{ Erythrine.}}$$

Ainsi l'érythrite fonctionne comme alcool ([2]) et l'α Erythrine est du dilécanorate de cet alcool ([3]). (c) L'acide évernique est l'homologue immédiatement supérieur de l'acide α orsellique.

Mais c'est surtout par un dérivé commun, l'*orcine*, $C_7H_8O_2$, que les 3 derniers des 4 produits, et le 1er par conséquent aussi puisqu'il se rattache à l'un d'eux, sont reliés ensemble :

Si, pour vérifier la dernière des idées théoriques que nous avons énoncées, on saponifie par les bases, en s'aidant d'une forte pression puisque celle-ci s'est montrée si utile dans la saponification industrielle des corps gras, si on saponifie complètement ([3]) l'α érythrine, on lui voit donner, en effet, de l'érythrite; mais, au lieu d'acide lécanorique, on a de l'acide

---

([1]) Appelée encore *érythro-glucine, érythromannite, phycite;* les 2 premiers noms rappellent sa saveur sucrée, et le 3e rappelle que nous l'avons déjà vue en parlant des algues.

([2]) Une remarquable expérience due à M. Victor de Luynes confirme ce rôle : on sait que l'alcool, tombant goutte à goutte sur l'éponge de platine, la fait rougir; le noir de platine devient, de même, incandescent au contact d'une solution aqueuse d'érythrite. Quand l'alcool $C_2 H_5$. OH s'oxyde de cette façon, il se change en ac. acétique $C_2 H_3 O$. OH; M. Gorup Besanez a changé de même, par le noir de platine, la mannite $C_6 H_8 (OH)_6$ (alcool polyatomique) en acide mannitique $C_6 H_6 O(OH)_6$; or M. Victor de Luynes a annoncé, dans la même circonstance, avoir obtenu un acide analogue. Du même travail de M. de Luynes il résulte que l'érythrite, par IH, donne de l'iodure de butyle qui, saponifié, fournit un butylol identique à celui qui dérive du butylène, isomère simple du butylol de fermentation, présentant avec lui les mêmes différences que M. Wurtz a signalées entre l'amylol de l'amylène et l'amylol de fermentation.

([3]) Par une demi-saponification de l'α érythrine, on obtient la séparation d'une seule molécule d'acide lécanorique; il reste du monolécanorate d'érythrite $C_8 H_8 O_4 + C_4 H_{10} O_4 - H_2O$, qu'on nomme *picroérythrine* $C_{12} H_{16} O_7$, et qui, par une saponification complète, donne son érythrite.

10

carbonique et de l'orcine, parce que c'est avec une extrême facilité que l'acide lécanorique, par les bases, éprouve ce dédoublement ([1]) :

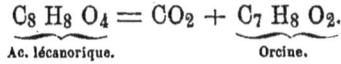

$$C_8 \ H_8 \ O_4 = CO_2 + \underset{\text{Orcine.}}{C_7 \ H_8 \ O_2.}$$

$\underset{\text{Ac. lécanorique.}}{}$

L'acide évernique, par les bases, donne aussi acide carbonique et orcine, avec accompagnement d'un nouvel acide appelé *éverninique* ([2]) :

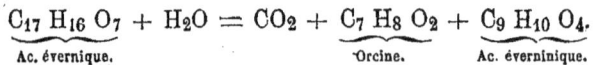

$$\underset{\text{Ac. évernique.}}{C_{17} \ H_{16} \ O_7} + H_2O = CO_2 + \underset{\text{Orcine.}}{C_7 \ H_8 \ O_2} + \underset{\text{Ac. éverninique.}}{C_9 \ H_{10} \ O_4.}$$

Ainsi, par les bases et sous l'influence de l'eau et de la pression ([3]), les principes contenus dans les 3 lichens tinctoriaux les plus importants donnent tous, médiatement ou immédiatement, de l'orcine ([4]).

L'orcine est incolore comme les produits qui lui ont donné naissance. On sait aujourd'hui qu'elle est un phénol diatomique $C_6 \ H_3 \left\{ \begin{array}{l} (OH)'_2 \\ CH_3 \end{array} \right.$, comme le gayacol son isomère, alors que la saligénine, autre isomère, est un glyco-phénol $C_6 \ H_4 \left\{ \begin{array}{l} OH \\ CH_2. \ OH \end{array} \right.$

Lorsqu'on expose l'orcine à des vapeurs ammoniacales sous une cloche pleine d'air, elle se transforme, à froid et au bout

---

([1]) Le même dédoublement s'effectue par les acides ou par la chaleur seule.

([2]) Cet acide éverninique est l'homologue immédiatement supérieur de l'acide lécanorique.

([3]) L'emploi de la marmite autoclave pour la préparation de l'orcine présente 2 avantages : le 1er, c'est, comme nous l'avons déjà vu, de faciliter la réaction, par suite d'abréger le temps; le second, c'est d'empêcher le contact de l'air qui, avec les longues ébullitions qui sont nécessaires lorsqu'on n'opère pas sous pression, altère l'orcine et produit, à ses dépens, une espèce de résine qui a le double inconvénient de diminuer le rendement et de gêner la cristallisation du produit.

([4]) M. Cur. H. Weigelt vient d'extraire un nouvel acide du *Patellaria scruposa* : *l'acide patellarique*, $C_{17}H_{20}O_{10}$. Lui aussi, dans les mêmes conditions que les principes immédiats des autres Lichens tinctoriaux, il fournit de l'orcine.

d'un jour, en *orcéine*, matière violette incristallisable :

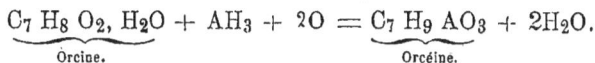

$$C_7 H_8 O_2, H_2O + AH_3 + 2O = C_7 H_9 AO_3 + 2H_2O.$$
$$\underbrace{\qquad\qquad}_{\text{Orcine.}} \qquad\qquad \underbrace{\qquad\qquad}_{\text{Orcéine.}}$$

Il faut le concours simultané de l'air et de l'ammoniaque pour obtenir ce résultat : l'équation l'indique. Mais l'expérience aussi : l'air seul ne fait rien à froid ; à chaud, il résinifie l'orcine ; — l'ammoniaque seule produit un composé défini avec l'orcine ; mais ce composé est incolore et ne devient violet qu'à l'air.

On prépare depuis fort longtemps une matière colorante industrielle, qu'on nomme *orseille* dans le commerce, en arrosant les lichens tinctoriaux réduits en pâte avec du CO_3Am_2 ou de l'urine ancienne additionnée de chaux ; bientôt se déclare une espèce de fermentation ; on brasse pour aérer, on renouvelle le liquide ammoniacal ; au bout de 5 semaines, le produit est prêt : c'est l'*orseille en pâte*. Si on en dissout la matière colorante dans l'ammoniaque, on sépare la fécule et les autres produits des lichens et on a, par évaporation, l'*extrait d'orseille*. — La théorie de la préparation de l'orseille se comprend d'elle-même : l'alcali transforme l'acide α orsellique en acide lécanorique, et ce dernier, l'érythrine et l'acide évernique, en orcine, dont l'ammoniaque et l'air font de l'orcéine.

L'orseille est employée en teinture : elle a une belle nuance ; mais elle possède l'inconvénient de virer trop facilement, comme le tournesol dont nous allons bientôt parler, par les acides et par les alcalis.

Si on laisse colorer avec intensité à l'air une dissolution ammoniacale d'orcine, en aidant par une douce chaleur, au bout de quelques jours la teinte violette devient inaltérable par les acides ; alors on ajoute Cl_2Ca'', qui fait $2ClAm$ et CO_3Ca (car l'ammoniaque, pendant ce long temps, s'est carbonatée à l'air), et on confie la matière colorante au précipité, qui la conserve bien et la présente sous un plus bel aspect. On a ainsi la *pourpre française* de MM. Guinon, Marnas et Bonnet, qui a joui d'une grande faveur jusqu'à l'apparition des violets d'aniline. On peut extraire la matière colorante de la laque, en traitant celle-ci par l'alcool ou par l'esprit de bois : la solution, par évaporation, laisse déposer la pourpre française à l'état cristallisé; néanmoins on n'a pas encore déterminé sa composition exacte.

— Sous l'influence de l'air et de l'ammoniaque, les lichens tinctoriaux ne peuvent produire que de l'orseille. Mais, si l'on ajoute à ces deux influences celle d'un carbonate alcalin (CO_3K_2 par ex.), alors, dans le même espace de temps (5 semaines), on obtient du *tournesol*.

On sait quel est l'usage en chimie de la décoction aqueuse de tournesol improprement appelée *teinture*. Une teinture est une solution alcoolique; une telle solution ne serait possible ici qu'avec un alcool très aqueux, car les matières colorantes du tournesol sont insolubles dans l'alcool pur. C'est parce qu'il est bien, pour conserver la liqueur, de l'additionner d'un tiers de son volume d'alcool, que ce nom de *teinture* a été appliqué dans l'espèce.

Les corps que l'on extrait du tournesol sont rouges, mais bleuissent sous l'influence des bases, et les acides, saturant ces bases, restituent la couleur rouge naturelle.

Le *tournesol en pains* est épaissi par de la craie ou du plâtre, corps qui se trouvent ainsi, l'un ou l'autre, dans la substance commerciale en même temps que les matières colorantes.

Ne pas confondre avec le *tournesol en drapeaux*, qui est fait avec du suc de Maurelle ou Croton des teinturiers, *Croton tinctorium*, et qui servait jadis à colorer le papier bleu destiné à entourer le sucre en pain.

Si l'orcéine est la principale matière colorante de l'orseille, elle n'existe plus dans le tournesol : le carbonate alcalin l'a détruite. On rencontre chez celui-ci plusieurs matières colorantes particulières : la plus abondante, d'après Kane, est l'*azolitmine* qui est azotée; les autres ne seraient que ternaires. En employant un procédé différent de celui de Kane,

M. Gélis a retiré d'autres produits du tournesol. Quel est celui des deux travaux qui mérite créance et jusqu'à quel point peut-on en combiner les résultats? C'est ce que nous ne pouvons dire et c'est ce qui mériterait d'être recherché. Ce qu'il y a de certain, c'est qu'il existe une différence chimique importante entre l'orseille et le tournesol, différence correspondant à celle qui existe dans le procédé de préparation de ces 2 substances; c'est que l'orcéine $C_7H_9AO_3$ existe dans l'orseille et est remplacée par autre chose dans le tournesol. Pourtant le tournesol dérive de l'orcine, puisque M. de Luynes a pu en préparer de très pur avec ce principe immédiat.

CHAPITRE IV.

CHARACÉES.

Messieurs,

Les Characées ou Charagnes composaient le genre *Chara* de L., dont le nom vient de χαρά, joie, parce que ces plantes se plaisent dans l'eau. Aujourd'hui cet unique genre a été divisé en deux, dont nous verrons les caractères distinctifs en parlant des organes de la végétation.

Les Charagnes sont des plantes submergées, des eaux paisibles ou stagnantes, se trouvant chez nous à l'allée Boutaut, aux marais de Bruges, ou bien aux étangs de Cazeaux et de Lacanau, où elles fleurissent ou fructifient (comme on voudra) pendant l'été. Puisque l'expression *fleurissent* peut être adoptée, ce ne sont pas de vraies Cryptogames, car les organes reproducteurs sont visibles à l'œil nu; mais ce sont bien, par exemple, des Acotylédones, ainsi que le prouvera la simplicité du contenu de leur organe femelle (qui ne peut être appelé que spore et ne mérite pas le nom d'ovule).

Ce sont les seuls Cellulaires aphylles qui soient acrogènes; nous disons *cellulaires* parce qu'on ne peut pas appeler fibres les cellules allongées qui constituent l'axe ou les rameaux, ces cellules n'étant ni amincies en clostres, ni adhérentes entre elles comme les fibres textiles, ni intérieurement incrustées d'une matière organique comme les fibres ligneuses.

Ils se présentent sous la forme de tubes cloisonnés, ou mieux sous celle de cellules cylindriques placées bout à bout. Ils sont bruns ou d'un brun verdâtre.

Les articles sont formés d'un seul tube, ou bien d'un tube entouré d'un cercle de tubes pareils plus petits, ces derniers, par suite d'une sorte de torsion, étant plus ou moins obliques par rapport à l'axe du tube principal. Quand il n'y a qu'un tube, la tige est transparente, lisse, et flexible après dessiccation ; quand il y en a plusieurs, la tige est opaque, cannelée, et fragile après dessiccation On a fait reposer sur ce caractère la distinction entre le genre *Nitella* (¹) (tige simple) et le genre Chara (tige composée). Mais cette bifurcation des Characées ne serait pas très légitime s'il était vrai, comme l'affirment quelques savants, que certaines espèces offrissent ces deux structures différentes à divers moments de leur existence.

La racine est un rhizôme également articulé, mais à articles renflés et émettant des radicelles filiformes. On avait prétendu que ce rhizôme est toujours simple ; M. Clavaud, professeur libre de botanique à Bordeaux, a prouvé, au contraire, que, comme la tige des Chara, il est toujours formé d'un faisceau de tubes. On n'avait pas fait grande attention à cette racine : M. Clavaud a fait voir qu'elle offre dans les espèces des différences assez grandes pour pouvoir intervenir très utilement dans la diagnose des Characées.

Les branches sont verticillées et ces verticilles sont établis au niveau des articulations de la tige. Les branches sont simples ou ramifiées et, dans ce dernier cas, souvent dichotomes.

Les organes de la végétation sont souvent incrustés de cristaux de calcaire biréfringents et phosphorescents. Aussi

(¹) *Nitela* ou *Nitella*, éclat, brillant : les espèces à tube simple doivent être, en effet, plus transparentes, plus brillantes.

les Charagnes sont-elles propres à fourbir la vaisselle, ce qui a fait donner à certaines espèces les noms d'*herbes à écurer* ([1]), de *lustre d'eau* ([2]). Aussi les écrevisses, qui ont à entretenir et souvent à remplacer leurs carapaces, sont-elles très friandes de charagnes, et il convient de mettre ces plantes dans les bassins où on veut élever l'*astacus fluviatilis*.

Des étoiles crétacées, à 4 ou 8 rayons, qui ne sont autre chose que des rameaux avortés, recouvrent la partie inférieure de la tige d'une espèce girondine assez rare, appelée *Nitella stelligera*.

C'est surtout chez les Characées, qui offrent une tige à cellules longues et grosses, que l'on a étudié le phénomène, se montrant aussi parfois dans d'autres familles, de la rotation intrà-cellulaire, phénomène désigné sous le nom de *gyration* et qu'il ne faut pas confondre avec la prétendue *cyclose* des vaisseaux laticifères.

Pour observer ce phénomène, il faut placer sur le porte-objet du microscope le tube central des Chara, et cela pour deux raisons : la première, c'est qu'en les débarrassant des tubes enveloppants, ce qu'on peut bien faire avec une aiguille en y apportant quelque soin, on les délivre en même temps de la concrétion calcaire ; la seconde, c'est que tous les tubes contiennent à l'intérieur des granules verts, opaques, adhérents à leur paroi, et que le nombre de ces granules (granules gênant l'observation) est plus grand dans les parties exposées à la lumière, par conséquent dans le tube unique des Nitelles et dans les tubes périphériques des Chara.

Les granules verts adhérents sont disposés en lignes parallèles entre elles, et qui sont elles-mêmes, ou parallèles à l'axe du tube, ou obliques par rapport à cet axe. Ces lignes sont partagées en 2 bandelettes opposées, entre lesquelles existent 2 bandes blanches qui sont également opposées l'une à l'autre. Les courants, qu'on reconnaît parce qu'il y a des corpuscules

([1]) *Écurer*, extension de *curer*, vient de *curare*, prendre soin.
([2]) Ce nom de *lustre* vient peut-être bien aussi de la transparence de plusieurs espèces, notamment des Nitelles.

verdâtres dans le liquide incolore, ont lieu dans les 2 bandelettes de granules et parallèlement à ces bandelettes; l'un
d'eux est descendant, l'autre (l'opposé) est ascendant. Le
mouvement est si régulier que certains micrographes avaient
cru devoir admettre une cloison longitudinale, invisible, mais
réelle, s'attachant latéralement aux bandes claires, mais
n'atteignant ni le bas, ni le haut, de la cellule allongée. Une
telle opinion est inexacte, car on peut voir, dans les bandes
claires, des granules flottants, un moment incertains dans ce
point tranquille, se rapprocher de l'un ou de l'autre des 2
courants et être alors entraînés par lui.

M. Donné a observé un fait qui n'est certainement pas
sans relation avec le phénomène de la gyration. En pressant
convenablement le tube, on peut, sans le rompre, détacher
des parois, des granules isolés ou des séries de granules. On
voit alors les granules isolés présenter un mouvement rota-
toire très vif, avec ou sans mouvement de translation selon
le point de la cellule où ils se trouvent. Les séries de granules se recourbent en cercle, et ce cercle tourne autour de son
centre comme une roue. Il y a donc, entre le granule et le
liquide environnant, une action particulière (de répulsion ou
autre) qui fait mouvoir le granule quand il est libre, et le
liquide quand le granule est fixé. Voilà la gyration expliquée.
Mais maintenant quelle est la nature et quelle est la cause
de l'action qui s'exerce entre le liquide et les granules?
L'électricité jouerait-elle ici un certain rôle comme le croyait
Amici? C'est là ce qu'on ignore.

Les organes reproducteurs sont placés à l'aisselle des
rameaux ou, plus rarement, sur leur longueur. Ils sont de
deux sortes, mâles et femelles, et ces deux sortes sont portées
sur le même individu (Characées monoïques), ou sur deux
individus différents (Characées dioïques). L'organe femelle
ou *sporange* se développe généralement après l'organe mâle
ou *anthéridie*. Ce dernier est, dans les Chara, placé immédiatement au-dessous de l'autre, à l'aisselle obtuse de la branche,
tandis que le sporange est placé à l'aisselle aiguë et entouré

d'un involucre de bractées-ramuscules; au contraire, dans les Nitella, il y a séparation des sexes, soit par diœcie, soit par implantation axillaire des anthéridies et des sporanges sur des branches distinctes. Mais cette différence entre les deux genres n'est pas absolue, car elle ne cadre pas toujours avec la nature simple ou composée de l'axe. Il faut donc s'en tenir à ce dernier caractère pour la division générique des Characées.

Les sporanges sont ovoïdes et à 2 tuniques : l'externe, mince et continue; l'interne, formée par 5 tubes tordus en spirale et terminés par une cellule chacun, les 5 cellules terminales formant, autour d'un micropyle, ce qu'on a appelé une *couronne*. Ce sporange contient une seule spore, ainsi que l'a expérimentalement démontré Vaucher en faisant voir que, laissé dans l'eau à l'automne lors de sa maturité, il donnait au printemps, par germination, une seule tigelle sortant du milieu de la couronne. Cette spore possède 2 tuniques et 1 contenu : la tunique externe est épaisse et offre 5 cannelures spiralées dues à l'impression de la tunique interne du sporange; la tunique interne est lisse et très fine; le contenu présente tous les caractères de la fécule.

L'anthéridie offre d'abord à l'extérieur une membrane transparente et molle. Au-dessous se trouve la tunique principale, celle qui donne la forme à l'organe : elle est composée de 6 à 8 plaques triangulaires, à bords crénelés, s'engrenant par ces crénelures, et cintrées de manière à constituer une sphère par leur ensemble; ces valves ou plaques sont percées d'un trou à leur centre et formées par 12 à 20 cellules qui rayonnent et doivent pour cela être cunéiformes; la surface interne de ces cellules est tapissée de granules rouges qui donnent à l'anthéridie sa couleur, de sorte qu'ici l'organe mâle a l'air d'être une baie rouge. Du trou central de chaque plaque part un tube cellulaire à granules orangés qui se rend à l'axe de l'organe, axe occupé par des cellules sur lesquelles nous allons bientôt revenir. Si nous supposons 6 plaques, dont 3 pour constituer l'hémisphère inférieur et 3 pour constituer l'hémisphère supérieur, il y aura, à 2 hauteurs différentes de l'anthéridie, une coupe transversale offrant à l'intérieur des 3 valves solides qu'entoure la membrane externe, 3 tubes allant du milieu des valves à l'axe celluleux de l'anthéridie. Au lieu de ces 6 tubes transversaux, il y en aura évidemment 8, 4 en haut et 4 en bas, dans le cas de 8 valves triangulaires. Tout le reste de l'anthéridie est occupé par de petits tubes flexueux, transparents, cloisonnés, partant de l'angle interne des 3 ou 4 secteurs. Ces tubes émanent d'une des cellules qui constituent l'axe de l'anthéridie. Chacune de ces cellules, avec les divers tubes cloisonnés qui en partent, représente un céphalopode microscopique, dont la cellule génératrice serait le corps, et les tubes cloisonnés, les bras. M. Durieu de Maisonneuve nous a appris qu'on trouve des empreintes et des moules de ces corps reproducteurs (¹) dans les terrains tertiaires, où on les prit d'abord, en effet, pour un petit mollusque céphalopode que Lamarck appela *Gyrogonites*. A l'aide d'un excellent microscope, M. Thuret a reconnu, dans chaque cellule des tubes ou filaments cloisonnés, un anthérozoïde contourné en spirale, filiforme et portant, près d'une de ses extrémités, 2 longs cils vibratiles qui s'agitent dans l'eau avec une telle vivacité qu'on ne peut les observer, quand l'animalcule est libre, qu'en les paralysant avec un peu d'iode. L'extrémité qui porte ces cils vibratiles est toujours celle qui se dirige en avant, par conséquent la tête. Chaque anthérozoïde sort à son tour de la cellule, en serpentant, pour se redresser dès qu'il est libre, et il est impossible de distinguer l'ouverture qui lui livre ou qui lui a livré passage. Une fois libre, il opère la fécondation de la spore.

Les espèces de la famille des Characées sont assez nombreuses et se trouvent dans les eaux douces ou saumâtres de presque tous les points du globe.

Le *Chara fragilis,* démembrement de l'ancien Chara vulga-

(¹) M. Durieu (*Congrès scientifique de France,* 28ᵉ session, I, 563) les nomme *spores;* mais il est évident que ce sont les corps reproducteurs mâles qu'il veut désigner, les spores ayant une forme des plus simples.

ris de L., est une espèce commune à l'allée Boutaut. Il est
réducteur et transforme, par exemple, les sulfates en sulfures.
Pour avoir méconnu ce fait et pour avoir curé intempestive-
ment certains marécages, on a vu tarir, dans le voisinage,
des sources minérales sulfureuses qui faisaient la fortune de
divers établissements de bains. On avait signalé ce rôle
réducteur dans la tourbe et dans d'autres matières organiques
non vivantes. Il est curieux de le voir ici chez un végétal en
pleine santé : toutes les plantes sont réductrices, mais gardent
pour elles le corps réduit (C ou H), en exhalant l'O; ici il
n'en est pas de même, le corps réduit (S Ca) n'est pas retenu
par le végétal. Quant à l'O, il est possible qu'il soit absorbé
par la plante et que, par un de ces phénomènes de combustion
si connus dans les organes de reproduction et dont M. Garreau
a aussi démontré l'existence dans les organes de végétation,
il soit changé en CO_2 qui, en s'exhalant, au sortir de la plante,
naissant, attaque le SCa produit et le transforme en CO_3Ca
en dégageant SH_2. On s'expliquerait par là la nature cris-
tallisée de l'incrustation calcaire, nature plus difficile à comprendre si l'on admet une sécrétion de ce calcaire par la
plante. Les Chara pourraient ainsi vivre et produire leur
croûte dans des eaux simplement séléniteuses. Quoi qu'il en
soit, les Chara ont une odeur fétide, qu'ils doivent probablement à ce qu'ils exercent tous, plus ou moins, l'action
réductive du *Chara fragilis* sur le sulfate de chaux. Leur
atmosphère a passé pour être salutaire aux phthisiques : on
comprendrait le soulagement produit par eux dans ce cas, en
se rappelant l'action bienfaisante des émanations sulfhydri-
ques de Cauterets et des Eaux-Bonnes.

CHAPITRE V.

CLASSE DES MUSCINÉES.

Messieurs,

Les *Hépatiques* et les *Mousses* sont deux familles dont la réunion constitue la classe des *Muscinées*. Celle-ci tire son nom des Mousses : les Latins appelaient la mousse *Muscus*.

Les Muscinées sont encore des Cryptogames *Cellulaires :* elles ont souvent une espèce de tige, et leurs frondes ou feuilles offrent aussi, le plus souvent, des nervures; mais ces tiges, ces nervures, ne sont formées que par des cellules allongées et placées bout à bout, comme nous l'avons vu dans les Algues supérieures; elles n'offrent pas de vaisseaux.

Les Muscinées se distinguent des autres Cryptogames Cellulaires en ce qu'elles sont *foliacées.* Pour les Mousses, c'est incontestable : toutes présentent une tige et des feuilles. Il y a 2 sortes d'Hépatiques : (a) les *caulescentes* (de *caulis,* tige) ou *muscoïdes,* et (b) les *membraneuses* ou *lichénoïdes.* Les premières, qui ont le port des Mousses, sont, comme elles, incontestablement foliacées. Les secondes peuvent être divisées en 2 groupes d'après la présence ou l'absence de nervures dans la fronde. On peut rattacher au type des Mousses les Hépatiques lichénoïdes à thallus nervié, en considérant la nervure centrale comme une tige, et le reste de la fronde comme des feuilles soudées entre elles et soudées aussi à cette tige. Mais, quand le thallus est dépourvu de nervures, comme dans la tribu des Ricciées, une double considération peut encore justifier le classement des Hépatiques dans les Cellulaires foliacées : c'est celle-ci, que la fronde de toutes les Hépatiques est verte et munie de stomates sur sa face supérieure, tandis que les Lichens ne sont verts que quand ils sont humides et, en outre, n'offrent pas de stomates.

La classe des Muscinées n'est pas, du reste, uniquement caractérisée par ses organes de végétation. Les êtres qui la composent offrent les attributs des 2 sexes : ils ont des *anthéridies à anthérozoïdes* et, avec cela, des organes reproducteurs femelles, nommés *archégones* (ἀρχή, principe, γονή, semence; principe de la semence), pistilliformes (offrant ovaire, style canaliculé, stigmate), mais se distinguant du pistil des Phanérogames en ce que leur contenu, nommé *sporange,* est libre d'adhérence avec le contenant (parois de l'archégone), qu'on appelle *épigone,* et que cet épigone n'est que transitoire et ne concourt en rien à la production du fruit. En effet, à la maturité, c'est-à-dire quelque temps après la fécondation, fécondation qui serait opérée par les anthérozoïdes s'introduisant par le canal du style ([1]), le sporange intérieur libre, qui, jusque-là, n'avait été qu'une simple cellule, se développe : sa base s'allonge en un filet, qui le fixe au fond de l'ovaire. L'épigone ne croissant pas en proportion du contenu, celui-ci ne tarde pas à rompre son enveloppe et à se montrer ainsi à l'extérieur; il porte à cet instant le nom de *capsule* et est soutenu par le filet, qui s'appelle dès lors *soie* ou *pédicule.* Cette soie est parfois très courte, même nulle; d'autres fois elle est excessivement longue. La capsule devra s'ouvrir à son tour bientôt pour projeter les spores qu'elle contient.

Il y a parfois plus d'une capsule au bout d'un pédicule : MM. Le Dien, Bescherelle, ont communiqué à la Société botanique de France des cas de cette *syncarpie,* comme on appelle ce phénomène (de σύν, qui, en composition, veut dire amas, réunion, et καρπὸς, fruit). Plusieurs théories ont été proposées pour l'explication de cette monstruosité.

Tels sont les organes de reproduction des Muscinées, et ils permettront, en cas d'hésitation en présence des organes de nutrition, de décider la question de savoir si une plante appartient ou non à la classe qui nous occupe. Toutefois il faudra chercher avec soin, car, chez quelques Hépatiques lichénoïdes (tribu des Ricciées), l'épigone adhère au sporange et il est difficile de l'en distinguer; de plus, l'un et l'autre sont inclus dans la fronde, le stigmate seul faisant saillie au dehors.

Des 2 familles qui constituent la classe des Muscinées, l'une est parfaitement naturelle, c'est celle des *Mousses;* l'autre (on l'a déjà vu) sert de passage entre les Lichens et les Mousses, c'est celle des *Hépatiques.* Pour mieux exposer le passage graduel d'une famille à l'autre, il nous paraît sage

[1] Introduction qui a été vue par M. Hofmeister, qui est niée, au contraire, d'une manière formelle, par M. Roze.

dé commencer par la *Bryologie* (6ρύον, mousse), et, quand
nous en aurons traité, connaissant alors le point de départ et
le point d'arrivée, nous pourrons facilement marquer entre
eux les transitions en traitant de *l'Hépaticologie*. Il sera
facile de signaler ensuite les différences nettes séparant l'une
de l'autre les 2 familles de Muscinées.

ARTICLE 1er. — **Bryológie.**

La famille des Mousses est excessivement naturelle.

Les spores, en germant, commencent par donner un mycelium, appelé *prothalle nématoïde,* sur un des points duquel se
développe un bourgeon, destiné à donner la mousse définitive
sous forme de racines en bas et d'une tige feuillée en haut.
Cette germination a lieu sur terre, troncs, vieux murs, si
l'humidité est suffisante.

La tige forme souvent, en bas, un rhizôme que fixent des
racines adventives parties de l'aisselle des feuilles inférieures.
Les feuilles sont petites, sessiles, alternes, généralement
entières, manquant rarement de nervures, surtout de nervure
médiane. A leur aisselle, des *bulbilles* reproducteurs émet-
tent des racines par le bas, se détachent ensuite. C'est de
cette manière que se propagent les espèces qui ne fructifient
pas dans nos contrées.

Les organes de fructification sont terminaux (*Mousses déterminées* ou *acrocarpes*) ou axillaires (*Mousses indéterminées* ou
pleurocarpes); ces dernières sont susceptibles de s'étendre
indéfiniment par leur bourgeon terminal.

Il y a souvent lieu de distinguer ici, comme chez les Phanérogames, des feuilles radicales, des feuilles caulinaires et
des feuilles florales en rosette, espèces de bractées formant
une enveloppe aux organes reproducteurs. Cette enveloppe
est une sorte de calice qu'on nomme *périchèze,* et on appelle
ses éléments *feuilles périchétiales.* Un autre involucre, formé
postérieurement, joue le rôle de corolle : on le nomme
périgone. (M. Schimper renverse la valeur de ces mots, nom-

mant périchèze la dernière et plus interne enveloppe; nous avons pris les noms le plus généralement adoptés.)

Avec les organes reproducteurs on trouve souvent des paraphyses entremêlées. Le périchèze contient, avec ces paraphyses, ou des anthéridies seulement *(Mousses mono- ou dioïques),* ou des archégones seulement *(idem),* ou les uns et les autres *(Mousses hermaphrodites).*

L'anthéridie émet, en crevant, un nuage formé par les petites cellules qu'elle contient. Ces cellules sont des cellules-mères d'anthérozoïdes : on aperçoit l'animal dans chacune d'elles, il est replié sur lui-même; bientôt il se dégage et présente alors la forme d'un fil contourné en spirale et portant en avant 2 longs cils vibratiles.

L'épigone est rompu en travers par le développement du sporange : la moitié supérieure forme la *coiffe* de ce sporange; la moitié inférieure forme la *vaginule ou gaînule* qui protége la base de la soie. La coiffe tombe au moment où va se faire la dissémination. La capsule mûre présente : 1º une *apophyse* ou renflement massif inférieur; 2º un *col* séparant cette apophyse du reste de la capsule; 3º l'*urne,* avec son axe central ou *columelle,* le *sac sporigère* qui l'entoure (tenant aux parois par des cloisons qu'on voit de loin en loin), les *parois* formées de cellules qui se déchiquèteront en haut pour produire les dents de ce que nous appellerons *péristome*, et l'*épiderme;* 4º l'*opercule,* tantôt conique, tantôt plan, formé par un épaississement de l'épiderme, et fermant l'urne à son sommet. Il y a déhiscence en pyxide par la chute de cet opercule, excepté dans le genre *Andræa,* où l'opercule reste adhérent et où la capsule s'ouvre par 4 fentes longitudinales. Le sac sporigère s'ouvre en même temps que la capsule.

Le genre *Gymnostomum* tire son nom de la nudité de l'ouverture de l'urne. Cette nudité est exceptionnelle, car il y a habituellement, après la chute de l'opercule, un *péristome,* formé d'une ou 2 rangées de dents; quand ces rangées sont au nombre de 2, elles alternent par leurs dents. Le nombre des dents de chaque rangée $= 8 \times 2^n$, c'est à dire, 8, 16, 32,

64. Le péristome est, rarement, formé par une membrane horizontale nommée *épiphragme*.

La famille des Mousses offre environ 3,000 espèces déjà décrites. Le rôle de ces plantes dans l'économie générale de la nature est : 1° de faciliter la germination des Phanérogames en en abritant les graines ; 2° de succéder aux Lichens sur les rochers et, par leurs débris plus abondants, de préparer une terre convenant à des végétaux supérieurs ; 3° par leur hygroscopicité, de retenir l'eau dans les lieux élevés, d'où résultent des réservoirs alimentant les sources fournies par les hautes montagnes ; 4° de produire des tourbières, par l'accumulation de leurs générations successives et ininterrompues dans les terrains plus ou moins argileux. Ce sont surtout les *sphaignes,* espèces du genre *Sphagnum,* qui remplissent ces deux dernières missions ; ce sont elles surtout, et presque exclusivement, qui concourent à la formation des tourbières. M. Vohl a étudié leur façon d'agir dans cette circonstance : La tourbe donne beaucoup moins de cendres que les sphaignes, et une cendre très pauvre en alcalis et en silice, riche, au contraire, en terres (chaux, alumine, oxyde de fer) ; c'est l'inverse pour les sphaignes, qui sont riches en alcalis et en silice, et relativement pauvres en terres. Pour rechercher la cause de cette différence, d'autant plus singulière, au premier abord, que la décomposition des matières organiques semblerait devoir augmenter la proportion des matières minérales, M. Vohl a fait putréfier des sphaignes dans de l'eau distillée : il a constaté, en passant, qu'elles dégagent beaucoup de CO_2 et, seulement à la fin, un peu de SH_2. Après quatorze mois, quand tout lui a paru fini, il a analysé, d'une part, les fibres végétales indécomposées, et, d'autre part, l'eau. La mousse, incinérée après expression et lavage à l'eau distillée, lui a donné, comme la tourbe, une prédominance de terres, tandis que l'évaporation de l'eau donnait un résidu dans lequel prédominaient les alcalis et la silice. Il suit de là que, dans la tourbière, l'eau dissout les alcalis et la silice provenant de la décomposition de la mousse et cède ces produits à la génération de sphaignes succédant à celle qui s'est putréfiée.

A côté des avantages procurés par les mousses dans l'économie de la nature, il y a des inconvénients : les mousses abondent parfois beaucoup trop dans les prairies et nuisent aux fourrages ; on les détruit en travaillant bien le sol, lui donnant une bonne fumure et abattant les arbres qui fournissent trop d'ombrage.

Les mousses servent à rendre les chaumières impénétrables au froid et à l'humidité (à l'humidité, par leur hygroscopicité qui arrête l'eau extérieure); elles servent à calfeutrer les bateaux, à faire la litière des animaux, à emballer les objets délicats, à entourer les greffes, à lier le mortier, etc.

Les sphaignes, en Islande, contribuent, d'après quelques auteurs, à l'alimentation du Renne, et on les fait parfois entrer dans la composition du pain. Chez plusieurs espèces de Mousses on a, du reste, rencontré la fécule des lichens ou lichénine $C_6 H_{10} O_5$.

En sus des Sphaignes, qui abondent dans les marais d'Arlac et de Bruges, nous avons dans le département, en fait de mousses à citer :

Le *Funaria hygrometrica,* dont le pédicule se tord sur lui-même lorsqu'il est sec et se déroule à l'humidité ; il pourrait donc servir d'hygroscope ; il en est de même du péristome de bien des Mousses, dont les dents, n'ayant pas même épaisseur sur leurs faces interne et externe, se recourbent à l'intérieur sous l'influence de l'humidité, en dehors sous celle de la chaleur ;

Le *Fontinalis antipyretica,* ainsi nommé parce que, d'une part (Fontinalis), il vient dans les eaux claires, et parce que, d'autre part (antipyretica), entassé entre une cheminée et une cloison de bois, il garantit, par son humidité et selon Linné, celle-ci du feu ;

Le *Polytrichum commune (Polytrichum* à cause des poils nombreux de la coiffe), qui caractérise les terrains tourbeux aussi bien que les Sphaignes, mais qui domine celles-ci, d'où

11

son nom vulgaire de *perce-mousse ;* il sert à faire des brosses pour les fabricants de draps ; il sert aussi à faire des balais ; on l'a recommandé comme emménagogue, mais il n'est guère plus usité en médecine que les autres mousses.

Les Mousses suspendent, en général, leur végétation pendant l'été, à cause des chaleurs. Du reste, les cryptogames sont, en général, des plantes d'hiver.

Aucune Mousse n'est vénéneuse.

ARTICLE 2. — Hépaticologie.

Le nom des Hépatiques vient du *Marchantia polymorpha,* appelé *Hépatique des fontaines, hépatique* parce qu'il était employé autrefois dans les maladies du foie, *des fontaines* parce qu'il vient dans les lieux humides et ombragés (margelle des puits, entre-pavés des cours humides). Son nom de *polymorpha* vient de modifications de formes opérées par le sexe ou par la lumière : 1° la plante est dioïque, et les pieds femelles portent les archégones au dessous d'un chapeau lobé convexe, tandis que les pieds mâles portent les anthéridies qui s'ouvrent au dessus d'un chapeau sinué concave ; — 2° voilà l'aspect d'un pied mâle et celui d'un pied femelle dans les lieux humides, mais très éclairés ; dans les cours où ne pénètre jamais le soleil, on a toute autre chose ; ce sont des corbeilles dans lesquelles naissent des spores-gemmes, spores que plusieurs Cryptogamistes distinguent par le nom de *sporules* de celles qui ont besoin d'être fécondées pour germer et auxquelles seulement ils réservent le nom de *spores*. — Ces 2 modes de fructification si différents peuvent se montrer sur d'autres Hépatiques, et le dernier n'est pas exclusif des *bulbilles* venant sur le thallus ou à l'aisselle des feuilles et que nous avons déjà vu multipliant les Mousses qui ne fructifient pas chez nous. — Pour en finir avec le *Marchantia polymorpha,* nous dirons que cette espèce, et un autre *Marchantia* venant aussi sur murs ou calcaires humides et salpétrés, ont été recommandés comme diurétiques : il est évident qu'on devra leur préférer le nitrate de potasse.

Les Hépatiques sont une famille de passage : par conséquent elles constituent un groupe bien moins naturel que les Lichens et les Mousses, entre lesquels elles sont placées. D'une manière générale, on peut dire que la capsule des Hépatiques est dépourvue de coiffe, car elle brise irrégulièrement l'épigone ; elle est aussi dépourvue de columelle et d'opercule, et elle s'ouvre en long ou par des fentes irrégulières ; on peut dire encore que, presque toujours ici, sont mêlées aux spores des *élatères* (ἐλατήρ, ἐλατῆρος, qui pousse, qui chasse devant lui), organes de dissémination provenant de cellules allongées qui se sont découpées en autant de lanières spirales, organes très hygrométriques, de sorte qu'ils s'allongent au moment même où l'humidité permettra la germination des spores chassées par cet allongement.

Il y a 5 tribus dans la famille des Hépatiques. Une seule est *muscoïde :* c'est celle des *Jungermannes*, plantes que leur capsule d'Hépatiques (capsule à élatères, sans columelle et sans opercule) distingue des Mousses.

Les *4 tribus d'Hépatiques lichénoïdes* sont :

1° Les *Ricciées,* à archégones sessiles ou inclus, s'ouvrant au sommet, n'offrant pas d'élatères ; ces archégones lagénoïdes et les anthéridies les distinguent des Lichens ;

2° Les *Anthocérotées,* à capsules dégagées, s'ouvrant en valves, munies d'élatères, mais s'éloignant du type complet des capsules d'Hépatiques par la présence d'une columelle centrale portant les élatères et qui en fait un fruit siliquiforme (car il s'ouvre en deux valves) ;

3° Les *Pelliées,* à capsule d'Hépatiques réelle et complète (dégagée, s'ouvrant en valves, à élatères, sans columelle), non portée sur un chapeau ;

4° Les *Marchantiées,* à capsules d'Hépatiques complètes groupées à la face inférieure d'un chapeau pédiculé.

Ainsi, les Hépatiques ressemblant aux Lichens par leurs organes de végétation, s'en distingueront toujours par les anthéridies et par la forme lagénoïde des organes femelles ; et celles ressemblant aux Mousses s'en distingueront toujours par les élatères, l'absence de columelle et d'opercule.

CHAPITRE VI.

CLASSE DES FILICINÉES.

Messieurs,

La classe qui va nous occuper maintenant tire son nom d'une des familles qui la composent : la famille des Fougères (*Filix, filicis,* en latin ; au pluriel, *Filices*).

Elle comprend les Acotylédones vasculaires, qui sont toutes acrogènes.

4 familles composent cette classe : ce sont, en montant, les Equisétacées, les Lycopodiacées, les Fougères et les Marsiléacées ou Rhizocarpées.

Le groupe est non-seulement caractérisé par la réunion des 2 attributs de Cryptogames et de Vasculaires. Il l'est encore par un mode de reproduction bien remarquable, sur lequel nous allons donner des détails généraux.

Il était dit qu'en fait de reproduction, les prétendus Agames des Anciens nous offriraient les faits les plus inattendus, des faits touchant presque au merveilleux. Nous avons déjà signalé bon nombre de singularités. Il nous en reste une à faire connaître, et ce n'est pas la moins remarquable.

Nous avons vu, chez les Mousses, 2 êtres se produire successivement : la spore, en germant, donne un prothallé filamenteux, auquel succède, par l'évolution d'un bourgeon qui vient sur lui, la mousse aérienne telle qu'on la connaît depuis les temps les plus reculés. Il y a là comme 2 êtres successifs, dont l'un, le plus petit, le moins durable, finit en donnant un bourgeon, et dont l'autre, le plus grand, le plus durable, offre des organes génitaux et une fécondation quand il est devenu adulte. C'est assurément un exemple, et un exemple remarquable, de générations alternantes.

Mais que dirait-on si les rôles étaient renversés? si le plus petit des deux êtres successifs, celui qui doit mourir presque aussitôt après sa naissance, offrait les organes sexuels et opérait la fécondation, alors que le plus grand, celui qui doit avoir une vie parfois très longue, ne donnait que des pseudospores, c'est à dire des spores non fécondées, mais susceptibles pourtant de germer et de reproduire le végétal, en un mot quelque chose d'analogue aux bulbilles (sauf la naissance dans un organe spécial et non à l'aisselle de feuilles)?

C'est pourtant ce qui existe, et ce qui existe dans la classe entière des Filicinées. Ici ce sont des êtres à peine nés qui se fécondent, et se fécondent par des anthérozoïdes filiformes ou en long ruban spiral; ce sont les adultes, au contraire, qui sont agames et ne savent produire que des appareils à bulbilles-spores.

Pouvait-on avoir, à *priori*, l'idée d'un tel renversement des faits connus, d'une semblable génération alternante? Et peut-on dire que ceux-là connaissent la nature et peuvent l'invoquer à l'appui de considérations philosophiques, qui ignorent l'infinie variété des moyens qu'elle emploie pour arriver à la plus noble de ses fins, c'est à dire à la conservation de la vie dans l'immense variété des espèces créées?

Pour suivre avec quelques détails le singulier phénomène que nous venons de résumer en peu de mots, examinons-le dans la famille des Fougères. Nous appellerons *sporule* la spore-bulbille tombée de la plante adulte, réservant le nom de *spore* pour le produit de la fécondation.

La sporule a 2 enveloppes : l'*épisporule* et l'*endosporule*. Celle-ci, en germant, gonfle, rompt celle-là et fait au dehors une longue hernie tubulaire, qui s'aplatit et se cloisonne en haut pour former un *prothalle foliacé*, pendant qu'elle fournit en bas une radicelle. Le prothalle s'étale sur la terre humide, à laquelle l'attachent de nombreux poils radicellaires nés de sa face inférieure. A cette même face inférieure se trouvent

en arrière les anthéridies, en avant les archégones, et cette
situation facilite beaucoup la fécondation, parce que l'humidité du sol permet : aux anthéridies, de se rompre ; aux
cellules de ces anthéridies, de crever bientôt après ; aux
anthérozoïdes de ces cellules, de nager jusqu'aux archégones
à l'aide de leurs cils vibratiles. L'archégone, d'abord clos,
offre, selon son axe, une file de cellules, qui se résorbent
toutes, en se transformant en une masse gélatineuse, à l'exception de la plus inférieure dans laquelle se montre bientôt
un nucléus ; quand ce nucléus est bien marqué et que l'avant-
dernière cellule de l'axe est presque entièrement résorbée,
l'archégone est ouvert et a perdu sa matière gélatineuse. On
devine alors ce qui doit se passer : Schmlinzki affirme, du
reste, avoir vu des anthérozoïdes pénétrer dans l'archégone
et arriver jusqu'à la cellule embryonnaire.

La vésicule basilaire fécondée devient une grosse masse
parenchymateuse, qui distend l'ouverture de l'archégone, fait
saillie au dehors, et fournit aussitôt une racine en bas, une
tige et des feuilles en haut.

Voilà, sauf quelques variantes, ce qui se passe aussi dans
les 3 autres familles qui composent, avec les Fougères, la
classe des Filicinées.

Ces variantes consistent : 1° dans le nombre des archégones
et des anthéridies portées sur le prothalle ; 2° dans leur position relative (c'est ainsi, par exemple, que, chez les Équisétacées, à l'inverse de ce qu'on voit chez les Fougères, les
archégones occupent la base du prothalle, alors que les
anthéridies sont implantées sur les bords) ; 3° dans la forme
des anthérozoïdes (chez les Équisétacées, au lieu d'être amincis en arrière comme chez les Fougères, ils sont amincis en
avant ; chez le genre *Pilularia* de la famille des Marsiléacées,
ils sont amincis partout, c'est à dire filiformes) ; 4° enfin dans
quelques autres particularités encore. C'est ainsi, par exemple, que, chez les Équisétacées, les prothalles sont généralement unisexués, il y a diœcie ; — que, chez les Lycopodiacées
et les Marsiléacées, il se détache de la plante adulte 2 espèces

d'organes qu'on a appelés, vu leur différence de volume, *macrosporules* et *microsporules ;* les macrosporules seules donnent un prothalle, faisant à peine saillie au dehors de la déchirure produite par la germination ; les microsporules, semées, se remplissent de cellules-mères d'anthérozoïdes pouvant représenter un prothalle interne, qui, peu après qu'il a rompu son enveloppe, crève à son tour pour épancher son contenu. Lorsque ce dernier cas se présente, il y a encore des variations · les Lycopodiacées et un genre des Marsiléacées (le genre Salvinia) développent leurs anthéridies et leurs sporules dans des organes différents, tandis que les autres Marsiléacées les présentent dans le même *fruit* (ou plutôt dans la même *fleur* close, car on ne saurait appeler fruit un organe ne provenant pas d'une fécondation).

— Tels sont les caractères généraux de la classe des Filicinées. Voyons maintenant les caractères distinctifs des 4 familles qui composent cette classe ; ils sont résumés dans le tableau suivant :

CLASSE DES FILICINÉES.				4 FAMILLES.
		Conceptacles globuleux clos, portés sur le rhizôme ou la tige flottante par un court pédicule.		4. *Marsiléacées* ou *Rhizocarpées.*
	Foliacées, pas d'élatères.	Conceptacles moins isolés et portés sur la tige aérienne ou sur les feuilles.	Anneau ligneux irrégulier dans la tige ; conceptacles d'une seule sorte, à la face postérieure des feuilles, ou en inflorescences dont le pédoncule naît du rhizôme.	3. *Fougères.*
			Axe ligneux dans la tige ; conceptacles de 2 sortes, axillaires ou en épis à pédoncule axillaire.	2. *Lycopodiacées.*
	Aphylles; *fructifications* en chatons terminaux, à sporules munies de 4 élatères enroulées autour d'elles avant la maturité.			1. *Équisétacées.*

ARTICLE 1er. — **Equisétacées**.

Leur nom vient de ce que, quand les tiges sont rameuses, les rameaux, d'aspect filamenteux puisqu'ils sont minces et dépourvus de véritables feuilles, ont l'air de soies attachées sur un axe commun comme les crins de la queue d'un cheval. Un seul genre : *Prêle ou Queue de cheval, Equisetum*.

Il y a, dans quelques espèces, 2 sortes de tiges : les unes

simples et fertiles; les autres rameuses (queues de cheval) et stériles. Les premières se développent avant les secondes et n'offrent pas les anneaux dentés engaînant les articulations qui semblent ici remplacer les feuilles; d'un autre côté, ces plantes respirant aussi par des stomates qui sont situés dans les sillons séparant les côtes des rameaux les unes des autres, on se demande avec quels aliments peuvent s'effectuer les organes de reproduction. M. Eugène Ramey a levé la difficulté en faisant voir que les espèces à 2 sortes de tiges ont des tubercules féculents souterrains représentant des aliments tout préparés; ces tubercules manquent, au contraire, dans les espèces à tiges mixtes, l'alimentation atmosphérique fournissant ici aux besoins de la fructification.

Nous avons dit que les anneaux dentés et engaînants des articles *semblent* ici remplacer les feuilles; nous n'avons pas dit *remplacent*; cette réserve est commandée par ce fait que le prétendu verticille de feuilles soudées serait ici à l'aisselle des rameaux, au lieu de les avoir à son aisselle.

Les tiges aériennes partent d'un rhizôme, qui jouit de l'exceptionnelle faculté de se développer de haut en bas. C'est ce qui, en même temps que l'habitat aquatique et boueux, avait empêché bien des botanistes de voir, et plusieurs autres d'étudier, les tubercules souterrains des espèces à 2 tiges aériennes. M. Ramey a fait son travail au Muséum de Paris, en cultivant les Prêles dans des tonneaux foncés.

Il y a chez les Équisétacées une sécrétion extra-épidermique de silice, formant une couche que nous appellerons vitreuse car M. Duval-Jouve n'a jamais pu y découvrir de cristaux : cette couche, nouvel exemple d'une sécrétion extràcellulaire de matière minérale, laisse, par transparence, agir la lumière sur la chlorophylle sous-jacente. On ne la confondra pas avec les concrétions des Charas, qui sont calcaires et cristallisées.

Les pseudo-fructifications de la plante adulte sont en épis, formés par des disques peltés qui portent à leur face inférieure des sporulanges s'ouvrant en long.

Plusieurs prêles contiennent, à l'état de sel tricalcaire, un *acide,* nommé *équisétique,* qu'on appelle aussi *aconitique* parce qu'il se trouve (au même état) dans l'aconit, qu'on appelle encore *citridique,* parce qu'il peut être obtenu artificiellement par la distillation sèche ménagée de l'*acide citrique :*

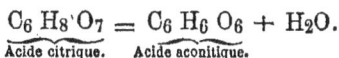

$$\underbrace{C_6 H_8 O_7}_{\text{Acide citrique.}} = \underbrace{C_6 H_6 O_6}_{\text{Acide aconitique.}} + H_2O.$$

— Les prêles ont été employées en guise de diurétiques; mais, comme cette vertu varie beaucoup avec les espèces, et cela au point d'aller depuis une action nulle jusqu'à une action telle qu'il y ait hématurie, — comme, d'autre part, on ne sait pas au juste à quoi attribuer cette propriété (est-ce à l'aconitate de chaux, est-ce à un nitrate?), — les prêles sont des médicaments à délaisser.

L'incrustation siliceuse fait employer plusieurs Équisétacées au polissage des bois et des métaux.

Au point de vue agricole, nous dirons que les prêles sont peu alimentaires pour le bétail, qui ne les recherche pas. Elles ont seulement l'avantage, comme elles viennent dans un terrain très humide (allée Boutaut par exemple), d'indiquer la nécessité de travaux pour l'amélioration foncière; ces travaux sont d'autant plus indispensables qu'il est parfois impossible de détruire les prêles, les blessures de la charrue ou de la bêche ne faisant qu'exciter la reproduction par le rhizôme et multipliant par là les individus aériens.

— Signalons la grande importance des Équisétacées, et particulièrement des espèces du genre *Calamites,* aux anciennes époques géologiques, et surtout à l'époque houillère : le nom de ce genre fossile vient de ce qu'on avait pris d'abord les débris de ses tiges pour des roseaux ou bambous (*calamus,* roseau).

ARTICLE 2. — Lycopodiacées.

De Jussieu rangeait autrefois les Lycopodiacées parmi les Mousses, les appelant *fausses mousses :* elles en ont, en effet, l'aspect, la fraîcheur, la permanence (sont vivaces et toujours vertes); mais leur taille est généralement plus élevée que celle des vraies mousses.

La viridité continuelle est rappelée par le nom du genre *Isoëtes,* qui vient de ἴσος, semblable, et ἔτος, année, plante semblable toute l'année. Avec ce genre, dont quelques savants ont fait une famille distincte, se trouve, dans le groupe qui nous occupe, l'ancien genre Lycopodium, qui a été plus tard divisé en 2 : le genre *Lycopodium* réformé et le genre *Selaginella.* Plusieurs Sélaginelles, à cause de leur verdure permanente, sont employées en bordures et gazons dans les jardins d'hiver.

La qualité de *vivaces* vient de leur rhizôme, qui pousse à un bout pendant qu'il se détruit à l'autre. Ce rhizôme et ses branches aériennes sont caractérisés, nous l'avons vu dans le tableau général des Filicinées, par un axe ligneux, ce qui a permis de rapporter aux Lycopodiacées plusieurs bois fossiles de la période houillère, tels que les *Lépidodendrons.* La tige des Lycopodiacées est, en outre, caractérisée par la particularité fort rare de se ramifier par vraie dichotomie, offrant à son extrémité 2 bourgeons terminaux au lieu d'un; c'est ce que rappelle le nom donné au genre type, nom qui veut dire *pied de loup* (on sait que, chez le chien, le loup et plusieurs autres quadrupèdes, le pouce est rudimentaire et n'appuie pas; le pied se réduit en quelque sorte à 4 doigts, dont 2 médians beaucoup plus longs, figurant conséquemment une dichotomie).

Nous avons vu qu'il y a ici 2 espèces de sporules : les *macrosporules,* qui sont femelles, et les *microsporules,* qui sont des anthéridies, et que ces 2 espèces se développent dans des organes différents. On nomme *macrosporanges* (nous devrions dire *macrosporulanges*) les conceptacles femelles, et *microsporanges* les conceptacles mâles. Les premiers sont encore appelés *sphérothèques* ou *capsulæ graniferæ,* les seconds *coniothèques* ou *capsulæ fariniferæ;* tous ces noms rappellent la différence de volume du contenu. On peut opérer la fécondation artificielle des Sélaginelles, comme l'a fait M. Scott (d'Edimbourg), en plaçant un mélange de macro- et de micro-spores sur du sable humide, et recouvrant d'une cloche de verre. — Toutefois, nous avons ici une exception à signaler; elle est offerte par le genre *Lycopodium* réformé, qui n'a que des microsporanges, de sorte que les plantes de ce genre ne peuvent se reproduire que par la souche, le sexe femelle s'étant perdu (ces plantes seraient dioïques) si tant est qu'il ait jamais existé (opinion de M. Spring, savant botaniste belge, auteur d'une monographie des Lycopodiacées).

Les Lycopodiums de L. ont des feuilles caulinaires, tandis que les Isoëtes n'ont que des feuilles radicales. D'où le tableau suivant des 3 genres :

Famille.		3 Genres.
LYCOPODIACÉES	à feuilles caulinaires.	Microsporules seulement. *Lycopodium réformé.*
		Macro- et microsporules.. *Selaginella.*
	à feuilles radicales seulement.....:............. *Isoëtes.*	

Nous avons en France 3 espèces du genre *Lycopodium* réformé : 2 se trouvent dans les forêts montagneuses et sont absentes de la *Flore girondine* de Laterrade; la 3me existe dans les marais des Landes, et son nom *(Lycopodium inunda-tum)* rappelle son habitat aquatique.

Les 2 espèces des montagnes sont :

1º Le *Lycopodium clavatum (clava*, massue) ou *herbe aux massues,* ainsi nommé parce qu'il a des épis (ordinairement géminés, quelquefois par 3-4) qui ont la forme de massues; à l'aisselle des bractées qui forment ces épis se trouvent les microsporanges, ici seuls, dont le contenu, *poudre de lycopode,* est encore appelé *soufre végétal* parce qu'il est jaune et très inflammable; c'est une poudre inerte, usitée pour rouler des pilules, pour garnir les plis de la peau (à l'instar de la farine de riz) chez les gens qui s'entament, pour faire des éclairs dans les coulisses des théâtres (ce que l'on obtient en la jetant sur un brasier);

2º Le *Lycopodium selago,* dont la décoction, décoction de la plante entière, était employée autrefois, mais ne l'est plus aujourd'hui, comme éméto-cathartique et anthelminthique.

Une espèce d'Isoëtes, le *Duriei*, a été dédiée à M. Durieu de Maisonneuve, qui s'occupe, du reste, d'un travail d'ensemble sur ce genre particulier.

ARTICLE 3. — **Ptéridologie.**

De πτέρις, fougère, et λογος, traité.

Le nom latin *filices* des Fougères est le pluriel de *filix,* et *filix,* altération de *folium,* exprime des expansions foliacées aiguës.

Il y a trois manières d'être de la tige des Fougères, produisant 3 ports différents : — 1º souche horizontale, ligneuse et souterraine, de laquelle se détachent des rameaux aériens dont la base persiste sous le nom de *rachis* quand le limbe de ces rameaux a été détruit; la souche croît par un bout, pendant qu'elle se détruit en général par l'autre; elle est fixée au sol par de nombreuses racines; tel est le port des espèces indigènes; — 2º par exception, tige rampant sur le sol ou s'enroulant autour des arbres, de façon à avoir l'aspect d'une liane; tel est le genre *Lygodium* (de λυγώδης, flexible), genre des tropiques dont nous ne dirons rien de plus; — 3º la tige, après avoir formé un court rhizôme, horizontal ou un peu oblique en haut, se redresse tout-à-fait au bout d'un an ou deux pour s'élever désormais verticalement; c'est le cas des Fougères arborescentes des Tropiques, ayant port de Palmiers, mais offrant en bas un grand nombre de racines adventives, racines qui se sont développées successivement en partant d'un point de plus en plus élevé et qui, en se superposant, épaississent beaucoup le bas du tronc et le rendent conique.

A quelques différences insignifiantes près, la structure de la souche de nos Fougères et celle de la tige en arbre des espèces tropicales sont les mêmes. A l'extérieur, cicatrices laissées par les bases des rameaux, cicatrices sur lesquelles on voit la trace des faisceaux vasculaires qui pénétraient dans ces rameaux : les rameaux les plus récents, seuls, ont laissé leur rachis. Épiderme représenté par une zône noire formée par les bases de tous ces rameaux. Puis, de dehors en dedans, parenchyme extérieur, cercle des faisceaux fibro-vasculaires, et parenchyme intérieur. Le cercle des faisceaux ligneux est formé d'arcs irréguliers, ayant cependant le plus souvent une convexité générale en dedans et une concavité générale en dehors. Si ce cercle n'est pas continu, cela tient à ce que le cylindre fibro-vasculaire formé par les fibres ligneuses est treillissé de façon à offrir des fenêtres correspondant aux cicatrices foliaires. On peut, par la macération, arriver à isoler ce cylindre ligneux : on voit alors les bords des fentes ou fenêtres se rejeter en dehors et donner naissance aux petits faisceaux fibro-vasculaires qui se rendent aux feuilles en passant, sur une certaine longueur, entre le cylindre ligneux et l'écorce ; de là les petits faisceaux ligneux extérieurs au grand cylindre. Le rachis des branches ou feuilles, quand il est dégagé, marche pendant quelque temps parallèlement au rhizôme : voilà pourquoi celui-ci paraît entouré de plusieurs petites branches constituées comme lui et qui semblent lui être parallèles, mais qui en réalité ne vont pas tarder à diverger.

Les arcs ligneux constitutifs du grand cylindre et les faisceaux ligneux isolés que l'on voit à l'extérieur de ce cylindre dans la coupe transversale d'une Fougère en arbre, offrent une bordure noire et une bande blanche diversement repliée qu'encadre cette bordure. La bordure est constituée par des fibres prosenchymateuses noires, la bande blanche par des *vaisseaux scalariformes* ou vaisseaux rayés devenus hexagonaux par pression.

Chez les jeunes Fougères M. Paul Bert a trouvé des vaisseaux annelés, des trachées et des vaisseaux spiro-annelés, qui disparaissent plus tard pour faire place aux vaisseaux scalariformes.

De sorte que les Cryptogames nous ont offert, maintenant, tous les tissus, excepté les vaisseaux laticifères.

Après un petit accroissement en largeur qui cesse bientôt,

l n'y a plus, dans les tiges arborescentes, qu'un accroissement en hauteur.

— Les expansions membraneuses des Fougères sont désignées sous le nom de *frondes* plutôt que sous celui de feuilles, et ce nom est justifié par ce fait qu'elles portent (à leur face inférieure) les organes de fructification.

Ces frondes sont généralement divisées et presque toujours profondément, mais pourtant jamais rigoureusement composées. Leurs éléments et les diverses nervures sont tous, avant l'épanouissement, repliés du même côté, repliés en crosse : l'on pourrait dire, si c'étaient de vraies feuilles, que la *préfoliation* en est *circinée* (*circen, circinis,* cercle, crosse).

Ces frondes sont uni-, bi-, tri-pinnatifides, pennatipartites ou pennées. Les éléments immédiats s'appellent *pennes,* les limbes de second ordre *pinnules.* La face inférieure de ces frondes porte les organes de fructification sur les nervures, et il advient parfois alors (genres *Ophioglossum* et *Osmunda*) que le limbe se détruit, de sorte que les *fruits* offrent une disposition spéciale (en épi chez les Ophioglosses, en panicule chez l'Osmonde).

— Les sporulanges des Fougères sont désignés sous le nom de *capsules.* Ils offrent dans leur pourtour une bande de cellules à parois épaissies, qu'on appelle *anneau,* et dont le retrait détermine, à la maturité, la déchirure de la portion mince, déchirure nécessaire à la dissémination des sporules.

Les capsules sont réunies en groupes qu'on appelle *sores,* et ceux-ci sont nus ou protégés par une membrane qu'on nomme *indusie.*

— On a décrit jusqu'à ce jour 3000 espèces de Fougères environ. Cette famille constitue 1/10 de la végétation aux Antilles, 1/5 en Océanie Si les Fougères viennent aussi abondamment dans ces îles, c'est qu'elles aiment à la fois la chaleur et l'humidité.

Les Fougères ont existé dès la première apparition des végétaux sur le globe, et elles ont été de suite abondantes et munies de formes à peu près semblables à celles d'aujourd'hui. M. Ad. Brongniart a particulièrement décrit celles dont les débris, les empreintes, se trouvent dans le terrain houiller.

— Il est assez facile de distinguer les unes des autres les espèces communes.

On peut d'abord diviser les Fougères en non dorsigères, mi-dorsigères et dorsigères, selon que leurs frondes portent *(gero)* sur le dos *(dorsum)*, ou ne portent pas, les organes de fructification.

Nous n'avons dans le département que 2 *genres non dorsigères;* ce sont : *Ophioglossum,* inflorescence en épi (distique) parce que la feuille est simple, et *Osmunda,* inflorescence en panicule parce que les frondes sont deux fois ailées. — *Ophioglossum* tire son nom, qui veut dire *langue de serpent,* de la forme de sa feuille. Il a 2 espèces, printanières et sans applications, qui sont : *vulgatum,* lieux humides, et *Lusitanicum* (feuille linéaire lancéolée), sables maritimes. — Le genre *Osmunda* n'a qu'une espèce, savoir : la *Fougère royale, Osmunda regalis,* la plus belle des Fougères de France, qui vient dans les bois marécageux ; son rhizôme n'est plus usité aujourd'hui, mais il a été employé contre les scrofules et le rachitisme. — Les Ophioglosses, qui ont la feuille simple, ne l'ont évidemment pas circinée ; mais la Fougère royale, comme la plupart des autres, a ses frondes en crosse avant l'épanouissement.

Nous appelons *mi-dorsigère* un genre dont les frondes fertiles sont déformées (plus longues, plus étroites, à pinnules plus contractées, que les frondes stériles), tandis que, chez les dorsigères, les frondes fertiles ne diffèrent des stériles que par la présence des capsules. A cause de cette déformation, mais qui, ici, ne va pas jusqu'à la disparition de tout parenchyme, on faisait jadis une Osmonde de l'unique espèce de ce genre. Cette espèce est le *Blechnum spicant,* plante girondine qu'on peut rencontrer en été dans les fossés ombragés ; l'inflorescence, encore exceptionnelle, de cette Fougère, est à peu près rappelée par son nom spécifique.

Les vraies *Dorsigères* se divisent en 2 tribus : Polypodiées, qui ont sores nus; Aspidiées, qui ont indusies. — *(a) Chez les Polypodiées,* 2 genres : *Polypodium,* ainsi nommé des racines nombreuses de son rhizôme; *Ceterach,* nom arabe. Chacun d'eux n'a qu'une espèce, et les 2 espèces sont *Polyp. vulgare* et *Ceterach officinarum.* Les sores sont arrondis chez le Polypode, allongés chez le Ceterach; en outre, la fronde de ce dernier seulement est, sur sa face inférieure, couverte d'écailles brunâtres qui recouvrent en partie les sores, jouant ainsi le rôle d'indusies. — *(b) Chez les Aspidiées,* nous formerons un premier groupe des genres *Pteris* et *Adianthum,* dont les noms ne rappellent pas les caractères distinctifs, car *Pteris* (de πτερὸν, aile) veut dire *fougère* et les fougères sont ainsi appelées parce que leurs feuilles sont presque toujours ailées, et *Adianthum* (de α privatif et διαίνω, mouiller) rappelle que les espèces de ce genre, trempées dans l'eau, restent sèches, ne prennent pas l'humidité. Ces 2 genres sont caractérisés par des sores marginaux, à indusie continue avec le bord de la fronde et s'ouvrant par conséquent du côté intérieur. Voici maintenant la différence qui existe entre eux : les sores de *Pteris* font une bordure continue comme un ourlet, tandis que ceux d'*Adianthum* ne sont pas continus; de plus, chez *Adianthum,* le pétiole est long, grêle, noir et luisant. L'unique espèce du premier genre, l'*aquiline, Pteris aquilina,* tire son nom français et son nom spécifique latin de ce que son pétiole, qui est profondément enfoncé en terre, présente dans cette partie inférieure, par suite d'une coupe oblique et par le fait des fibres ligneuses, l'Aigle-à-deux-têtes qui figure sur le drapeau autrichien. Nous n'avons également chez nous qu'un *Adianthum :* c'est le *capillus Veneris, capillaire de Montpellier.* — Un 2ᵉ groupe d'Aspidiées sera formé par celles qui ont les sores non marginaux et linéaires, tandis qu'un 3ᵉ et dernier sera constitué par celles qui ont les sores non marginaux et arrondis ou oblongs. Le 2ᵉ groupe comprend le genre *Asplenium* (de α privatif et σπλην, rate; qui prive de la rate, c'est-à-dire des maladies de la rate, qui guérit ces maladies), dont le nom, on le voit, ne signifie rien quant aux caractères, et le genre *Scolopendrium,* dont le nom rappelle le caractère du groupe, car les sores linéaires font penser aux pattes du myriapode nommé *scolopendre*. La fronde distingue nettement ces 2 genres l'un de l'autre, car elle est pennée (comme à l'ordinaire) chez *Asplenium*, entière (cordiforme à la base, lancéolée au sommet) chez *Scolopendrium*. Ce dernier genre n'a qu'une espèce : la *langue de cerf, Scolop. officinale*. Mais le premier en a 4 dans la Gironde : la *rue des murailles, Aspl. ruta muraria;* la *doradille polytric, Aspl. trichomanes;* le *capillaire noir, Aspl. adianthum nigrum;* la *doradille lancéolée, Aspl. lanceolatum;* cette dernière est rare. — Dans les Aspidiées du 3° groupe, que nous avons caractérisées en parlant de celles du 2°, nous trouverons : 1° une indusie peltée, c'est-à-dire fixée par son centre et s'ouvrant par la circonférence, ou 2° une indusie fixée par les bords. Ont indusie peltée : *Aspidium,* dont le nom rappelle le caractère commun (ἀσπίς, ἀσπίδος, bouclier), et *Nephrodium,* dont le nom (νεφρὸς, οῦ, reins) rappelle le caractère différentiel, consistant dans la présence, chez ce dernier genre, d'une indusie réniforme, attachée par l'échancrure. Grâce à ce dernier caractère, on ne confondra pas la *vraie fougère mâle, Nephrodium filix mas,* avec la *fausse, Aspidium angulare.* Un seul genre a l'indusie fixée par les bords : c'est celui auquel appartient la *fougère femelle, Athyrium filix fœmina.*

On peut résumer par le tableau suivant les caractères distinctifs des 12 genres girondins :

Famille.					Genres.
FOUGÈRES	Non dorsigères.	Épi..			*Ophioglossum.*
		Panicule....................................			*Osmunda.*
	Mi-dorsigères.......................................				*Blechnum.*
	Dorsigères.	Polypodiées.	Sores arrondis et bien nus.................		*Polypodium.*
			Sores allongés, écailles brunâtres..........		*Ceterach.*
		Aspidiées.	Sores marginaux, à indusie continue avec le bord de la fronde.	Bordure continue..........	*Pteris.*
				Bordure discontinue......	*Adianthum.*
			Sores non marginaux et linéaires.	Fronde entière...........	*Scolopendrium.*
				Fronde pennée..........	*Asplenium.*
			Sores non marginaux et arrondis ou oblongs.	Indusie non réniforme... peltée réniforme......	*Aspidium.* *Nephrodium.*
				Indusie fixée par les bords.	*Athyrium.*

— Au point de vue de la composition et des propriétés organoleptiques des Fougères, nous parlerons successivement : (a) des souches; (b) des frondes.

(a) Les souches contiennent une matière sucrée, un tannin particulier, une résine amère et une essence. On a isolé le principe astringent de la racine de Fougère mâle : c'est le *filix-tannin,* glycoside du *rouge filicique ;* ce *rouge* se dédouble, par la potasse caustique en fusion, en phloroglucine $C_6 H_3 \begin{cases} OH \\ OH \\ OH \end{cases}$

et acide protocatéchique $C_6 H_3 \begin{cases} OH \\ OH \\ CO.OH \end{cases}$. Indépendamment de cet acide filix tannique, la racine de fougère mâle contient de l'*acide filicique* ou *dibutyrylphloroglucine* $C_6 \overline{H (C_4 H_7 O)_2'} \begin{cases} OH \\ OH. \\ OH \end{cases}$

On sait qu'on a nommé *phlobaphènes* (de φλοῖος, écorce, et βαφή, teinture, couleur) des principes immédiats bruns contenus dans les écorces, qui sont solubles dans les alcalis et précipitables alors, en flocons bruns, par les acides; le phlobaphène de la racine de Fougère mâle est probablement identique avec le rouge filicique : toujours est-il qu'il éprouve le même dédoublement que lui par la potasse caustique en fusion. Le sucre signalé dans les souches des Fougères n'est peut-être que de la glycose libérée en même temps que ce *rouge.*

Quoi qu'il en soit et en laissant le phlobaphène de côté, il y a dans les souches des Fougères, nous le répétons, un sucre, un tannin, une résine amère, une essence. D'où des propriétés bien différentes dans ces souches, selon les proportions respectives de ces quatre principes immédiats :

Si aucun d'eux ne domine, s'ils s'équilibrent les uns les autres par des proportions convenables, la Fougère pourra être *inerte ;* c'est ce qui arrive chez le Polypode, dont la sciure de souche sert aux mêmes usages que la poudre de lycopode et que la farine de riz;

Si le sucre prédomine, cas auquel il est presque toujours accompagné de son habituel générateur *la fécule,* la Fougère pourra être *alimentaire;* ex. : la *Pteris esculenta* de l'Australie ; la racine du *Pteris aquilina* lui-même est consommée dans quelques provinces de la Russie, où elle constitue toutefois un aliment peu substantiel ;

Si le tannin l'emporte, on aura une Fougère *astringente;* tel est l'*Aspidium baromez* de la Chine, dont la souche est connue sous le nom d'*agneau de Scythie, agneau* parce qu'elle est toute couverte de poils soyeux et qu'elle offre assez grossièrement la forme de l'animal dénommé si on la fait reposer sur les moignons des pétioles de quatre frondes à peu près également espacées ;

Si la résine amère est le principe le plus abondant, la Fougère sera *tonique et vermifuge;* il convient de citer surtout ici la Fougère mâle, et particulièrement l'extrait éthéré de sa souche (on sait que le plus grand nombre des résines se dissout dans l'éther) ; sur un second plan peuvent figurer la fausse fougère mâle, la fougère femelle et l'aquiline ;

Si la souche enfin est particulièrement remarquable par son essence, la Fougère sera un *excitant sudorifique,* ainsi qu'il advient du *calaguala* du Pérou, *Polypodium* selon Ruiz, qui est employé contre le rhumatisme chronique et contre la syphilis constitutionnelle.

(b) Un arome et un mucilage dominent dans les frondes des Fougères et leur communiquent des propriétés *béchiques;* ex. : les *cinq capillaires* de chez nous, avec lesquels on fait à peu près indifféremment le *sirop de capillaire* et qui sont pourtant distingués en un vrai et quatre faux.

S'il y a un *vrai capillaire indigène,* il y en a deux autres, vrais aussi, qui sont exotiques. Les trois sont du genre *Adianthum.* L'indigène est le *Capillaire de Montpellier* ou *Capillaire à feuilles de coriandre, Ad. capillus Veneris.* Les deux exotiques sont : le *Capillaire du Canada, Ad. pedatum,* dont le nom spécifique vient de ce que ses branches sont pédalées ou en éventail ; et le *Capillaire du Mexique, Ad. trapeziforme,* dont le nom spécifique vient de ce que ses folioles ont la forme d'un losange.

Les *quatre faux Capillaires indigènes* sont : le *capillaire doré des murailles, Ceterach officinarum ;* le *polytric* des haies ou murs humides et des puits, *Asplenium trichomanes ;* le *sauve-vie* ou *rue des murailles, Asplenium ruta muraria ;* et le *capillaire noir* des haies humides, *Asplenium adianthum nigrum.*

Les feuilles de *scolopendre* possèdent les mêmes propriétés ; elles seraient, en outre, *lithontriptiques ;* mais, si des dissolvants appropriés peuvent empêcher la formation ou, tout au moins, l'agrégation des sables ou cristaux des voies urinaires, la lithotritie mécanique ou chirurgicale est évidemment la seule méthode rationnelle de division d'une *pierre* toute formée ; aussi considérons-nous comme juste le discrédit dans lequel sont tombées aujourd'hui, au point de vue spécial qui nous occupe, les frondes de scolopendre.

ARTICLE 4. — Marsiléacées ou Rhizospermes.

Le nom *Marsiléacées* vient d'un des 3 genres, le g. *Marsilea,* qu'on rencontre dans cette famille ; celui de *Rhizospermes* ou *Rhizocarpées* vient de l'insertion des conceptacles sur le rhizôme, insertion qu'on observe quand la tige n'est pas flottante.

Dans le tableau des familles de la classe des Filicinées nous avons indiqué les caractères distinctifs des Marsiléacées : ce sont des plantes aquatiques dont le rhizôme ou la tige flottante est fructifère. Les conceptacles, donnant ici plus particulièrement l'idée d'un fruit, ont été appelés aussi *sporocarpes* (fruits à spores, ou, mieux, à sporules) ; ces conceptacles offrent des placentas intérieurs qui portent, chez les espèces des deux genres *Marsilea* et *Pilularia,* et des macrosporulanges, et des microsporulanges, tandis que les *capsulæ graniferæ* et les *capsulæ fariniferæ* sont, quand les premières existent, complètement séparées chez les Lycopodiacées, sont séparées aussi chez les espèces du g. *Salvinia.*

Les 3 genres de la famille sont : le g. type *Marsilea*, non représenté dans notre flore girondine; le g. *Pilularia*, ainsi nommé de la forme de ses sporocarpes, et dont l'espèce *globulifera*, qu'on trouve dans les marais de La Teste, tire également son nom de cette forme; et le g. *Salvinia*, consacré au professeur italien Salvini et dont l'espèce *natans* peut être récoltée à la surface de plusieurs marais de l'allée Boutaut. Cette dernière et charmante plante prospère très bien dans un aquarium, et même elle ne tarde pas à y produire de nouvelles feuilles.

Le genre *Pilularia* se distingue des deux autres par ses feuilles, qui sont filiformes au lieu d'être munies d'un limbe; et maintenant, les *Salvinia* sont des plantes flottantes, tandis que les *Marsilea* vivent au fond des petites mares. Nous ne pourrions pas commencer par distinguer, au moins par son caractère de plantes flottantes, le g. *Salvinia*, parce que les Pilulaires ont un rhizôme si grêle que parfois il se coupe, ce qui rend alors aussi l'espèce flottante.

La famille des Marsiléacées n'a donné lieu à aucune application industrielle ou médicale.

CHAPITRE VII.

ADDITIONS ET RÉSUMÉ.

Quelques faits importants de Cryptogamie se sont produits depuis que j'ai terminé le cours spécial contenu dans les 6 chapitres précédents : j'en ferai ici une courte mention. Je présenterai ensuite, sous forme de tableau, un résumé succinct des caractères distinctifs des classes de l'Embranchement acotylédonique. Après quoi, je réunirai sous un même cadre les divers modes de reproduction signalés dans l'ensemble des leçons.

ARTICLE 1er. — Addenda.

§ I. — *Algologie*. — M. Salisbury, médecin de l'Ohio, a

appelé l'attention sur un rôle pathogénique important que joueraient, selon lui, des *Confervoïdées cellulaires* de la tribu des Protococcoïdées ou de celle des Coccochlorées : ces algues causeraient les fièvres intermittentes, et il a créé pour elles le genre *Gemiasma* (miasme terrestre). Voici les observations et les expériences sur lesquelles repose cette opinion :

1° *Examen microscopique des crachats et de l'expectoration du matin :* Ces produits ont constamment présenté des spores fungoïdes et divers microphytes et microzoaires; mais, dans la région des fièvres et là seulement, on constatait les gémiasmes, cellules que leurs noyaux forcent à rattacher à la classe phycologique.

2° *Examen microscopique de lames de verre horizontalement suspendues, pendant une nuit, au-dessus d'un marais :* On a trouvé dans l'humidité condensée à la surface, les mêmes corpuscules que dans les crachats et l'expectoration des fébricitants; mais, au-dessus de la région des fièvres, les Gémiasmes faisaient défaut sur le verre.

3° *Gémiasmascope :* Nous donnons ce nom à un appareil imaginé par M. Salisbury pour recueillir plus commodément qu'avec la lame de verre (et pour observer) les Gémiasmes ou *Algæ febriles*. Cet appareil, consistant en une lame de verre verticale placée très près du petit orifice d'un entonnoir horizontal et enduite de Ca Cl₂ sur la face qui regarde cet entonnoir, est monté sur un pivot vertical qui lui permet de tourner de façon à ce qu'il présente toujours son large orifice au vent. Avec cet appareil l'auteur a constaté que les Gémiasmes sont transportés par le vent, qu'ils s'élèvent avec les brouillards de la nuit et jusqu'à 10^m, 20^m suivant les régions, qu'ils retombent sur le sol peu après le lever du soleil, et qu'ils n'existent pas dans les régions hautes que n'atteignent pas les vapeurs nocturnes et où la fièvre intermittente est inconnue.

4° *Examen microscopique d'une espèce de cristallisation blanchâtre que ne tarde pas à présenter la surface, fraîchement exposée à l'air, d'une tourbe remuée :* On a trouvé que les prétendues cristallisations étaient formées par des agrégats de petites cellules gémiasmatiques. L'observation a donc ainsi saisi le coupable : (a) sur sa victime ; (b) sur le chemin qui y conduit (l'air) ; (c) sur le terrain où il prend naissance.

5° *Effets physiologiques immédiats des Gémiasmes :* La fièvre intermittente franche ne se montre, en général, qu'après quelques jours d'une sorte d'incubation ; mais, dans les diverses visites au marais qu'a dû faire l'auteur, il a eu l'occasion de constater sur lui-même, et d'observer ensuite sur d'autres, une sorte de sécheresse fiévreuse et souvent douloureuse de la gorge et du poumon, bien attribuable aux *Algæ febriles* puisque, au retour, on retrouvait celles-ci dans les matières expectorées. A défaut du microscope, cette sensation spéciale peut indiquer l'invasion des voies respiratoires par les Gémiasmes. M. Salisbury cite une famille habitant, en pays marécageux, une maison assez haut placée pour que les brouillards de la nuit n'atteignent que les deux tiers de la hauteur du premier étage ; le père et la mère, couchant à cet étage avec les fenêtres ouvertes, étaient atteints de fièvres intermittentes, tandis que les enfants, couchant au second, (et ne se levant qu'après le soleil), en étaient complètement exempts ; on éprouvait, du reste, l'ardeur fébrile des voies respiratoires dans la chambre des premiers, alors qu'aucune sensation analogue n'était perçue dans celle des seconds.

6° *Arrêt d'endémies de fièvres intermittentes par la destruction ou le recouvrement des Gémiasmes :* M. Salisbury cite deux cas d'endémies circonscrites dans lesquels, après avoir recherché le terrain infecté, il le fit recouvrir une fois de chaux vive, l'autre fois de paille, arrêtant l'extension de la maladie par l'une tout aussi bien que par l'autre des deux manipulations. Dans le deuxième de ces cas, la lame suspendue au-dessus du sol malfaisant, recueillit des plants et des spores de Gémiasmes tant que le terrain fut nu, cessa d'en recueillir dès la formation du lit de paille.

7° *Production artificielle de la fièvre intermittente :* Par le séjour nocturne d'une terre à Gémiasmes sur la fenêtre ouverte de chambres du second étage, M. Salisbury a donné après 12, après 14 jours, la fièvre intermittente aux habitants de ces chambres, tandis que les personnes couchant au premier n'éprouvaient rien; la chose se passait dans un pays très-élevé et dans lequel la *malaria* était complètement inconnue; des lames de verre humectées d'une solution concentrée de Ca Cl₂ et appendues sur la terre de la fenêtre ou dans la chambre, indiquaient, du reste, l'expansion nocturne des plants et des spores de Gémiasmes et leur pénétration jusqu'au lit des sujets soumis à l'expérience.

Telles sont les preuves invoquées, par le savant médecin de l'Ohio, à l'appui de la toxicité spéciale des Gémiasmes. Il y a deux principales sortes d'*Algæ febriles :* les *blanches* ou légèrement teintées de jaune ou vert, plus bénignes et se trouvant dans les terrains dépourvus de calcaire ou d'eaux incrustantes ; les *rouge-brique*, plus aptes à amener la congestion des viscères et préférant les sols calcaires. Ces deux espèces, *Gemiasma alba* et *Gemiasma rubra*, coexistent souvent, et alors les surfaces fraîches du sol desséché semblent recouvertes d'un mélange de farine et de brique pilée.

Voilà, — avec quelques détails sur l'importance qu'il y a à adjoindre au sulfate de quinine les médicaments éliminateurs, importance justifiée par la présence des *Algæ febriles* jusque dans l'urine, — voilà quelle est la substance d'une leçon faite par M. Salisbury à l'école de médecine de Cleveland, sur les bords du lac Erié, leçon publiée en novembre 1869 dans la *Revue des Cours Scientifiques.*

§ II. *Mycologie.* — Nous appellerons ici l'attention sur 4 points principaux, se rattachant :

Le 1ᵉʳ, à nos dernières pages de Généralités sur les Champignons,

Le 2ᵉ, à notre art. 1ᵉʳ (Moisissures),

Le 3ᵉ, à notre art. 2 (Urédinées),

Le 4°, à notre art. 4 (Gastéromycètes).

1° *Constance dans les rapprochements que des parasites dimorphes établissent entre certaines familles phanérogamiques :*

Nous avons signalé en son lieu la transformation du *Podisoma* de la Sabine en *Rœstelia cancellata* du Poirier. M. Œrsted, de Copenhague, qui, le premier, a expérimentalement démontré ce dimorphisme, a fait voir depuis que le *Podisoma clavariæforme, Podisoma* le plus commun des deux qui viennent sur le Genévrier (l'autre est le *P. fuscum*), produit sur l'Aubépine le *Rœstelia penicillata*. Le Genévrier et la Sabine sont deux Conifères du même genre, g. *Juniperus ;* le Poirier et l'Aubépine sont deux Pomacées. Les deux familles sont donc rapprochées par leurs cryptogames parasites ; et les espèces correspondantes de ces familles sont si étroitement liées par leur commun, mais hétéromorphe, épiphyte, que M. Roze, n'ayant pu produire de *Rœstelia* sur l'Aubépine par le *Podisoma fuscum*, présume que cette dernière espèce se choisit une 3ᵉ Pomacée pour y développer une 3ᵉ espèce de *Rœstelia*.

2° *Vibrioniens et Microzymas :* Les Vibrioniens sont, suivant la définition classique rappelée par M. Davaine, des Infusoires filiformes très minces, sans organisation appréciable, sans organes locomoteurs visibles, se mouvant par l'effet de leur contractilité générale. Cette famille comprend 4 genres : *Spirillum, Vibrio, Bacterium, Bacteridium.* Les filaments de *Spirillum* sont en hélice, ceux de *Vibrio* flexueux, ceux de *Bacterium* droits ; ceux de *Bacteridium* sont immobiles. Quelques Bactéridies offrent un léger mouvement brownien ; on distingue les Bactéridies immobiles des cristaux en aiguilles par leur résistance à l'acide sulfurique et à la potasse caustique.

Les Vibrioniens sont sur la limite des deux règnes : ils offrent un genre immobile ou n'ayant que le mouvement brownien, à côté de genres possédant une véritable mobilité spontanée ; leur résistance à l'acide sulfurique les fait rapprocher par la pensée des spores de Champignons. Mais d'autres faits viennent à l'appui de ce rapprochement :

M. Béchamp, de Montpellier, un des partisans les plus convaincus du rôle des microphytes dans certains phénomènes

13

de chimie organique, désigne sous le nom de *microzymas* (μικρὸς, ἀ, ὸν, *petit,* ζύμη, *levain*) les incitants microscopiques des fermentations. Dans leur état primordial, ce sont des cellules, c'est à dire des *organites,* ce qu'il y a de plus simple en fait d'organismes. Mais ils sont susceptibles de s'agréger en membranes; c'est ainsi, selon le savant professeur de la Faculté de Médecine, que se forme la *mère de vinaigre;* c'est ainsi que se produit le caillot du sang, car la fibrine coulante serait constituée par un grand nombre de ces organites à l'état de séparation. Le ferment alcoolique, le ferment lactique, le ferment butyrique, sont des microzymas; ces êtres se trouvent en quantité dans la craie géologique, de sorte qu'il n'est besoin ni de la *panspermie aérienne,* ni de l'*hétérogénie,* pour rendre compte des fermentations lactiques *spontanées.*

Nous avons vu que le ferment butyrique est au contraire, pour M. Pasteur, un animalcule, et un animalcule que l'air ou l'oxygène tue et qui est, au contraire, indifférent à l'action de CO_2 : cet animalcule est le *Vibrion butyrique.* C'est encore un microzoaire, le *Vibrion lactique,* qui, pour M. Pasteur, est l'agent de la fermentation lactique; c'est encore un microzoaire, le *Vibrion tartrique droit,* qui, pour M. Pasteur, est l'agent de la fermentation tartrique, et son nom rappelle la préférence exclusive qu'il montre pour l'acide dextrogyre. Les deux théories, microzymaire de M. Béchamp, animale de M. Pasteur, ne sont pas inconciliables : les ferments lactique, butyrique, tartrique droit, seraient primordialement des microzymas, secondairement des vibrions; en d'autres termes, M. Béchamp les aurait étudiés à leur origine même, M. Pasteur ne les aurait vus que postérieurement.

M. le professeur Hallier, d'Iéna, a récemment entrepris des recherches qui confirment de tous points les idées de M. Béchamp : en partant de l'organite le plus simple, *micro-coccus* (*microzyma* de M. le professeur Béchamp), et le soumettant à des cultures variées, il l'a vu se transformer, selon les cas, en bactéries, bactéridies ou autres Vibrioniens. De sorte que les microzymas sont l'origine commune du

vibrion lactique, du vibrion butyrique, du vibrion tartrique
droit, infusoires dont la diversité dépend du terrain liquide
dans lequel ont végété ces microzymas.

Ces recherches, qui mettent d'accord les deux chimistes de
Montpellier et de Paris, ont encore une autre conséquence
qui touche à la philosophie naturelle : elles montrent une fois
de plus les énormes difficultés qu'il y a à établir des limites
entre les deux règnes vivants, puisque certains microzoaires
ne sont que des microphytes d'âge un peu avancé.

Nous avons eu le plaisir, lors du Congrès officiel des Délé-
gués des Sociétés savantes, d'entendre nous-même, à Paris,
cette année, M Béchamp continuer à exposer, avec talent
et conviction, les *faits et gestes* de ses microzymas : il suit des
expériences relatées par le savant de Montpellier, que les
alcools inférieurs fermentent si, étendus d'eau, on les met
en présence de craie à microzymas et d'un peu de viande
lavée, et que, dans ces fermentations, ils donnent la Série
des alcools supérieurs à partir du premier homologue du
corps en expérience et la Série des acides gras volatils
monatomiques à partir de celui qui correspond au corps en
expérience ; quand c'est à l'éthol que l'on s'adresse, ce sont
les alcool et acide caproïques qui prédominent. Les applau-
dissements qui ont suivi cette communication, faite en présence de M. le Ministre de l'Instruction publique, prouvent
que le moment n'est peut-être pas éloigné où les idées de
l'auteur seront acceptées par la généralité des savants.

3° *Ergot :* M. Roze a fait récemment des cultures d'ergots,
dont le principal résultat mérite d'être signalé à cause de son
application à l'agriculture. On sait combien longtemps se
conserve la faculté germinative du Seigle et de la plupart
des Graminées ; or l'ergot susceptible d'infecter ces plantes
ne donne de *claviceps* que s'il est de l'année ; on a donc chances d'arrêter les ravages du parasite en ne prenant point de
graines de l'année pour opérer les semis des Céréales.

4° *Truffe :* Le prix Thore, de l'Institut, a été décerné cette
année au livre publié sur les truffes par M. Henri Bonnet, qui

occupe une haute position agricole dans le comtat Venaissin (département de Vaucluse), comtat qui possède auprès des gourmets une réputation presque égale à celle du Périgord. L'auteur repousse la théorie des *mouches truffigènes* : (a) la structure du tubercule est celle d'un champignon, non d'une galle ; (b) il n'a souvent aucune espèce d'adhérence avec les racines des arbres au dessous desquels il est placé, n'empruntant alors les éléments de sa nutrition qu'à des matières organiques privées de vie ; (c) aucun des nombreux insectes qui vivent à ses dépens n'appartient aux groupes galligènes. L'auteur repousse également la théorie des *chênes truffiers,* d'après laquelle certains chênes auraient plus que d'autres, par eux-mêmes et par leurs descendants, la faculté de produire des truffes sous leur ombre ; il la repousse en rappelant le fréquent défaut d'un vrai parasitisme, et en faisant voir que tous les faits cités à l'appui de cette opinion peuvent être expliqués par d'autres influences. Notre ignorance des vraies conditions de production des truffes nous empêche de pratiquer une *tubériculture* rationnelle ; le mieux est de se borner à reproduire le plus exactement possible les conditions des truffières naturelles, c'est à dire de créer des bois clair-semés sur les sols argilo-calcaires aimés des truffes. La tubériculture, plus que la crainte des inondations, plus que les encouragements de l'Administration des Forêts, contribuera au reboisement des montagnes du midi de la France.

ARTICLE II. — **Résumé des caractères distinctifs des classes de l'Embranchement acotylédonique.**

Embranchement.   6 classes.

Acotylédones ou Cryptogames	cellulaires		vasculaires			*Filicinées.*
		aphylles	foliacés			*Muscinées.*
			amphigènes	acrogènes		*Characées.*
				aériens	terrestres ou faussement parasites.	*Lichens.*
					vraiment parasites.	*Champignons.*
				aquatiques		*Algues.*

ARTICLE 3. — **Résumé des divers modes de reproduction des Cryptogames.**

Un tableau général des divers moyens employés par la nature pour satisfaire à la grande loi de la conservation des espèces, nous paraît devoir terminer ce cours avec avantage. Ce sera d'abord un résumé synoptique de ce qu'il y a de plus important dans la Physiologie des Acotylédones. Ce sera, en outre, un tableau complet (ou peu s'en faut) de tous les modes de reproduction connus en Biologie, car je les crois tous, ou presque tous, représentés ici. Ce sera une irréfutable critique de la prétentieuse dénomination d'*Agames*, une apologie du microscope et du travail; ce sera la justification de ce qui doit rester en substance dans l'esprit du médecin éclairé, à savoir que les moyens de reproduction des Cryptogames sont aussi variés que possible et qu'une des gloires de notre siècle est de les avoir découverts.

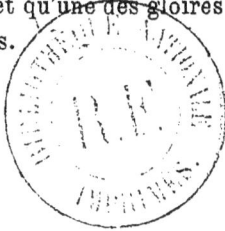

PROVENANCE DE PARENTS.

Reproduction agame.

- **Fissiparité ou schismagénèse**
  - longitudinale .... *Diatomées. Oscillaires, Cylindrocystis.*
  - transversale ....
- **Gemmiparité ou blastogénèse.**
  - Bouturage .... *Culture des Champignons par mycelium. Conservation naturelle du genre Lycopodium réformé.*
  - Gonidies ou bulbilles.................................... *Floridées, Lichens, Muscinées.*
  - Sporules... *Sulfuraire, Champignons, Hépatiques dans les endroits obscurs, Filicinées.*
- **Viviparité ou biontogénèse.**
  - Tétrasporules .... *Mérismopédies, Floridées.*
  - Zoosporules .... *Vauchéries, Laminaires, Phycomycètes.*
  - par sporulogénèse chez des êtres sporulomorphes .... *Protococcus.*
  - Viviparité proprement dite .... *Hydrodictyons.*

Reproduction sexuée.

- **Oviparité ou oogénèse.**
  - **Conjugaison latérale de filaments.**
    - Fusion de deux endochrômes .... *Zygnémées ou Synsporées.*
    - Action virtuelle d'une sorte de tube clos rappelant le *boyau pollinique* des Phanérogames. .... *Phycomycètes.*
  - **Spores.**
    - Corpuscules mâles immobiles........................... *Floridées, les Uredo selon l'un des MM. Tulasne.*
    - Anthérozoïdes coïtant sans animer les spores .... *Vauchéries, Charagnes, Hépatiques dans les endroits éclairés.*
    - Anthérozoïdes faisant rouler les spores pendant la copulation. *Fucas.*
    - Anthérozoïdes et Spermaties à mouvement brownien...... *Lichens.*
    - Androspores.. *OEdogoniums.*

Reproduction mixte.

- Prothalle agame alternant avec Adulte sexué .... *Mousses.*
- **Prothalle sexué alternant avec Adulte agame.**
  - **Sporules d'une seule sorte**
    - donnant Prothalle hermaphrodite { et nématoïde .... *Champignons supérieurs (à stipe et chapeau), selon M. OErsted.* { et foliacé .... *Fougères.*
    - donnant indifféremment Prothalle mâle ou Prothalle femelle. *Equisétacées.*
    - donnant Prothalle mâle seulement.................... *Genre Lycopodium réformé....* (Lycopodiacées.) Filicinées. (Genres *Selaginella, Isoëtes....*)
  - **Macros et Microsporules**
    - naissant dans des organes différents .... *Genre Salvinia..............* (Rhizocarpées.)
    - naissant dans le même conceptacle................... *Genres Marsilea, Pilularia ....*

Provenance de corps hétéromorphes.

- Polymorphisme dû à la différence des terrains............... *Oïdium Tuckeri et Erysiphe Rosae et Persicae; Podizomae Juniperorum et Roestellae Pomacearum; Puccinia Graminis et Aecidium Berberidis; Mycozymas devenant, selon les milieux, Vibrions lactique, butyrique ou tartrique droit.*
- Spontéparité ou hétérogénèse (?) .... *Moisissures.*

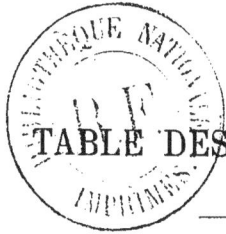

TABLE DES MATIÈRES.

www.ingramcontent.com/pod-product-compliance
Lightning Source LLC
Chambersburg PA
CBHW060530210326
41519CB00014B/3187